图解 百姓天天养生丛书

健康顺时生活

王洪磊／编著

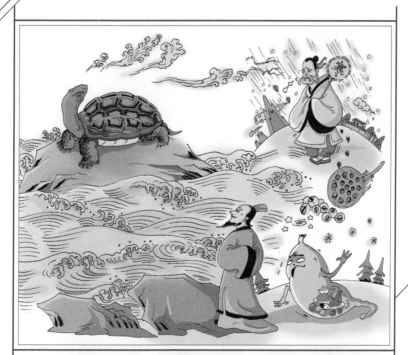

秋分 寒露 霜降 篇

养生专家 ✚ 阴阳平衡百病消 ✚ 海量丰富资料，通俗易懂
精校细勘　　512幅手绘精解　　速查全图解

天津出版传媒集团

天津科学技术出版社

图书在版编目（CIP）数据

健康顺时生活.秋分寒露霜降篇 / 王洪磊编著.--
天津：天津科学技术出版社,2021.5
（图解百姓天天养生丛书）
ISBN 978-7-5576-8963-6

Ⅰ.①健… Ⅱ.①王… Ⅲ.①二十四节气－关系－养
生（中医）Ⅳ.①R212

中国版本图书馆 CIP 数据核字（2021）第064043号

健康顺时生活.秋分寒露霜降篇
JIANKANG SHUNSHI SHENGHUO QIUFEN HANLU SHUANGJIANG PIAN

策划编辑：刘丽燕　张　萍

责任编辑：孟祥刚

责任印制：兰　毅

出　　版：天津出版传媒集团
　　　　　天津科学技术出版

地　　址：天津市西康路 35 号

邮　　编：300051

电　　话：（022）23332490

网　　址：www.tjkjcbs.com.cn

发　　行：新华书店经销

印　　刷：三河市兴国印务有限公司

开本 787×1092　1/16　印张 16　字数 200 000
2021年 5月第 1 版第 1 次印刷
定价：38.00 元

　　可喜可贺！2016年11月30日，中国的二十四节气被联合国教科文组织列入人类非物质文化遗产名录，被称为中国的"第五大发明"。二十四节气，蕴含着中国人的伟大智慧，具有很强的文化价值。

　　"春雨惊春清谷天，夏满芒夏暑相连。秋处露秋寒霜降，冬雪雪冬小大寒。"这是我国古代劳动人民在长期的生产和生活实践中总结出来的二十四节气歌诀。生命如花，人的身体就像是一朵顺应自然而春生夏放、秋谢冬衰的花朵。面对自然衰老，人们无法抗拒。面对各种可能的侵袭，客观来说，也不是每一次、每个人都能幸运躲避的。但是，这并非说人不能有所作为。一个人如果能顺应自然，遵循自然变化的规律，做到起居有常，劳逸结合，使生命过程的节奏随着时间、空间和四时气候的改变而进行调整，就能使其达到健运脾胃，调养后天，延年益寿的目的。

　　基于此，本书汲取了传统中医名著《黄帝内经》的精髓，从独特新颖的视角指明了二十四节气养生的规律。《黄帝内经》成书于春秋战国时期，是影响中国社会数千年文明历史的医学典籍，倡导"夫四时阴阳者，万物之根本也，所以圣人春夏养阳，秋冬养阴，以从其根，故与万物沉浮于生长之门。逆其根，则伐其本，坏其真矣"。此乃古人对四时调摄之宗旨，告诫人们要顺应四时养生，遵循自然界循序渐进的变化过程，在由内到外的精心保养中，让体质得以增强，让疾病得以预防，让生命得以颐养。

本书从四季调养的角度出发，脉络清晰、内容翔实地解析各个季节的不同气候特点以及易发、多发疾病，从养、治的角度对各个季节特点进行养生总则说明，还涉及经络与穴位养生、中药养生、情志养生、运动养生等方方面面的内容，为你构建一个综合的保健体系。

最后说说我的由衷之言：

其一，本书汲取并融合了传统中医名著《黄帝内经》的精髓，从独特新颖的视角分解了二十四节气养生的规律。

其二，本书以简洁通俗的文字，生动有趣的漫画，将最实用的时令养生精髓跃然纸上，让大众养生学习变得轻松、自如、有趣起来。希望你在袅袅茶香里捧读此书时，它能便捷地激活生命的健康密码！定会让你有所获，有所得。

编 者

2020年8月

第一章

秋分节气话养生

第二章

寒露节气话养生

第三章

霜降节气话养生

图解百姓天天养生丛书

健康顺时生活秋分寒露霜降篇

图解百姓天天养生丛书

目录

图解百姓天天养生丛书

健康顺时生活秋分寒露霜降篇

第四章

借鉴古贤好养生

图解百姓天天养生丛书

目录

9

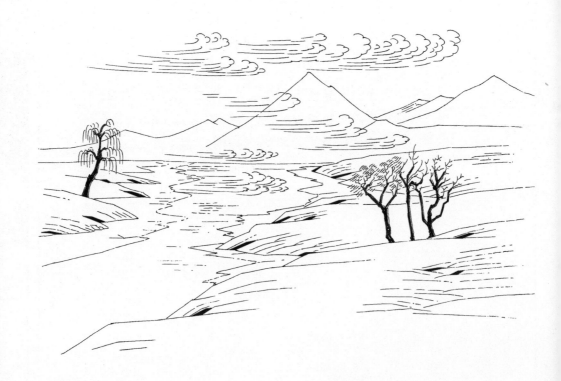

第一章

秋分节气话养生

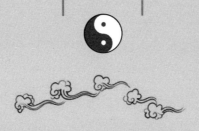

秋分节气思维导图

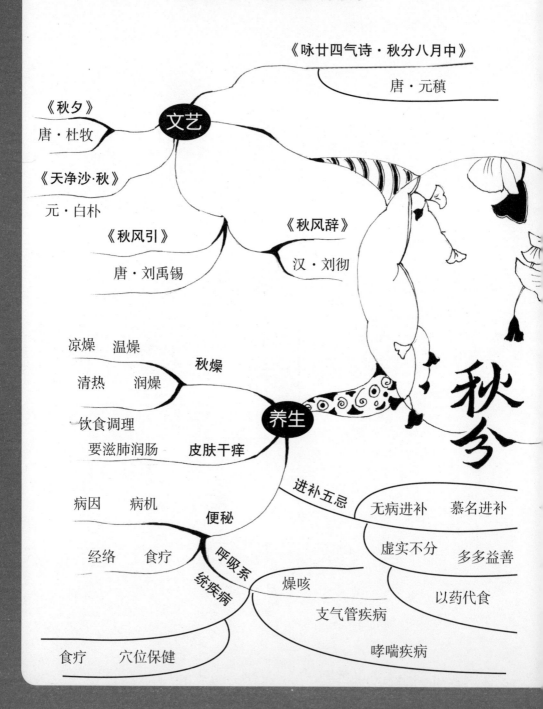

文艺

《咏廿四气诗·秋分八月中》
唐·元稹

《秋夕》
唐·杜牧

《天净沙·秋》
元·白朴

《秋风引》
唐·刘禹锡

《秋风辞》
汉·刘彻

养生

秋燥
凉燥　温燥
清热　润燥

皮肤干痒
饮食调理
要滋肺润肠

便秘
病因　病机
经络　食疗

进补五忌
无病进补　慕名进补
虚实不分　多多益善
以药代食

呼吸系统疾病
燥咳
支气管疾病
哮喘疾病
食疗　穴位保健

秋分

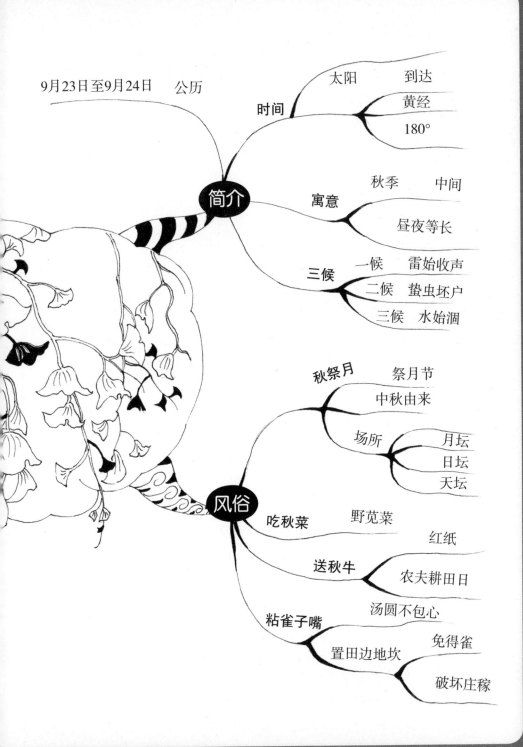

9月23日至9月24日　公历

时间　太阳　到达　黄经　180°

简介

寓意　秋季　中间　昼夜等长

三候　一候　雷始收声
　　　二候　蛰虫坏户
　　　三候　水始涸

秋祭月　祭月节　中秋由来
场所　月坛　日坛　天坛

风俗

吃秋菜　野苋菜

送秋牛　红纸　农夫耕田日

粘雀子嘴　汤圆不包心
置田边地坎　免得雀　破坏庄稼

秋分节气要知晓

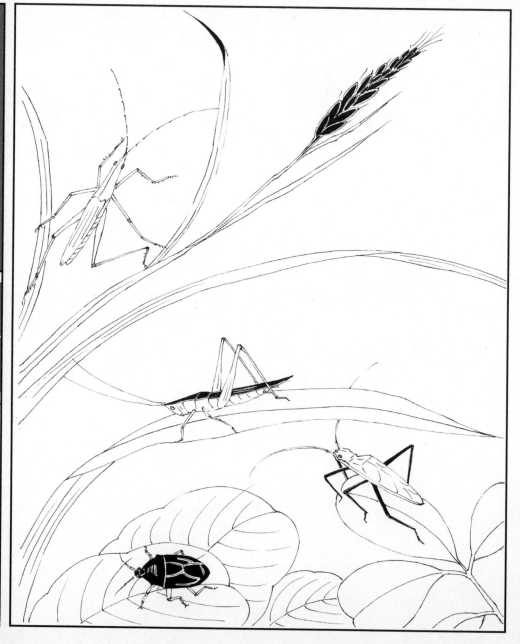

星象物候

　　秋分节气一般在公历9月23日~24日。秋分之日，太阳位于黄经180°。这天晚七点，仰望星空，北斗七星的斗柄正指向西方，即270°处，古人称为酉的方向。

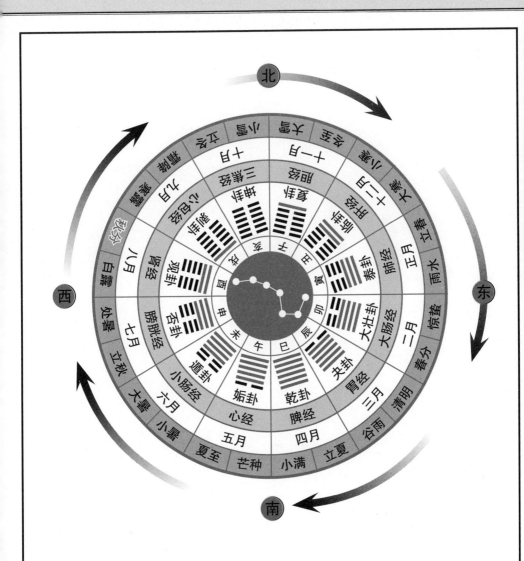

　　秋分时节，阳光直射位置更向南移，北半球渐趋昼短夜长，气温也就变得更低了，只有做好保暖御寒工作，才能"正气存内，邪不可干"。

阴阳平衡到尽头

《群芳谱》载："分者半也。"秋分时，秋季九十天正好过了一半，此时昼夜长度相等，不冷不热，阴阳各半。

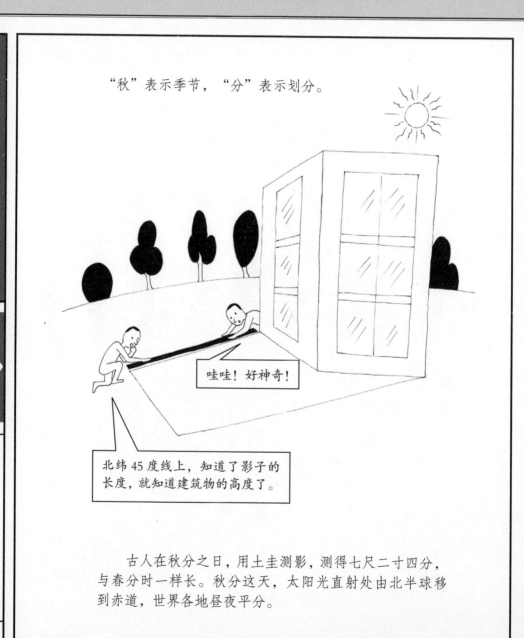

"秋"表示季节，"分"表示划分。

哇哇！好神奇！

北纬45度线上，知道了影子的长度，就知道建筑物的高度了。

古人在秋分之日，用土圭测影，测得七尺二寸四分，与春分时一样长。秋分这天，太阳光直射处由北半球移到赤道，世界各地昼夜平分。

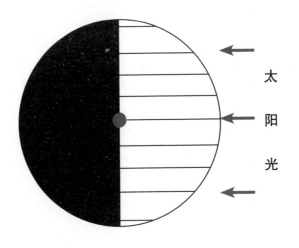

太阳光

秋分这一天会出现非常有趣的三种特殊现象：

1. 南北极过着共同的白昼

秋分这天，太阳直射赤道，南北极同时都可以看见太阳，分享着同一个白昼。

2. 高度和影子一样长

在北纬 45 度线上，用不着爬高，便可丈量出建筑物的高度，因为这一天高度和影子一样长，所以知道了影子的长度，也就知道了建筑物的高度了。

3. 找不到自己的影子

因为，太阳直射点不偏不倚地照在赤道上，当你来到赤道线时，就会发现任何物体都找不到自己的影子。

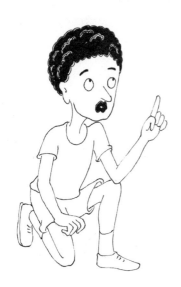

一候雷始收声

时值秋分，象征开始进入秋天，此后暖空气减少，温度降低，水分蒸发减少，减少了冷暖空气的交汇，也就没有了雷声和闪电，所以一候被说成是"雷始收声"。

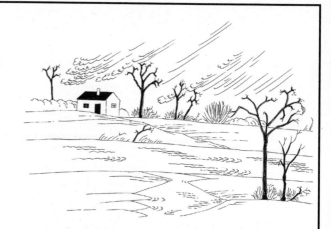

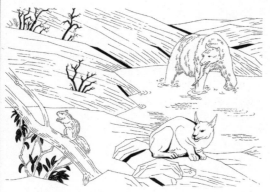

二候蛰虫坯户

冬眠的动物和昆虫已经开始为冬眠做准备。

三候水始涸

就是指此时的水开始干涸。

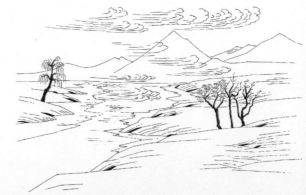

咏廿四气诗·秋分八月中

唐·元稹

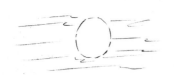

琴弹南吕调，风色已高清。

云散飘飘影，雷收振怒声。

乾坤能静肃，寒暑喜均平。

忽见新来雁，人心敢不惊？

　　抚琴弹起古老的南吕调，那悠远的声音，伴随风色隐隐，随着秋意渐浓，已经飞上高阔的天空。还有那朵朵白云，径自飘摇而去，更有雷声沉闷低回，不再像夏天那般容易震怒了。

　　每当秋分时，似乎一切都将慢慢归于寂静，寒气和暑热彼此均衡，似乎不想比试你高我低了。忽然看见天空飞来一排排大雁，寒气即将要占了上风，我们的心怎么能不惊怵和担忧？

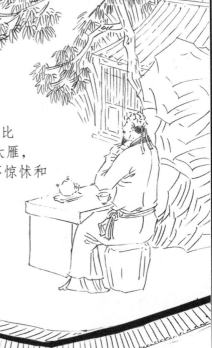

天净沙·秋

元·白朴

孤村落日残霞，轻烟老树寒鸦，一点飞鸿影下。
青山绿水，白草红叶黄花。

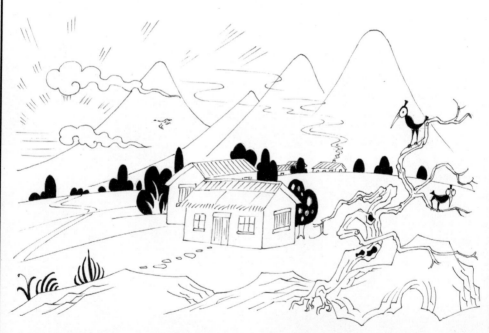

太阳渐渐西沉，已衔着西山了，天边的晚霞也逐渐开始消散，只残留有几分黯淡的色彩，映照着远处安静的村庄是多么的孤寂，拖出那长长的影子。雾淡淡飘起，几只乌黑的乌鸦栖息在佝偻的老树上，远处的一只大雁飞掠而下，划过天际。山清水秀，霜白的小草、火红的枫叶、金黄的花朵，在风中一起摇曳着，颜色妖艳。

秋风引

唐·刘禹锡

何处秋风至？萧萧送雁群。

朝来入庭树，孤客最先闻。

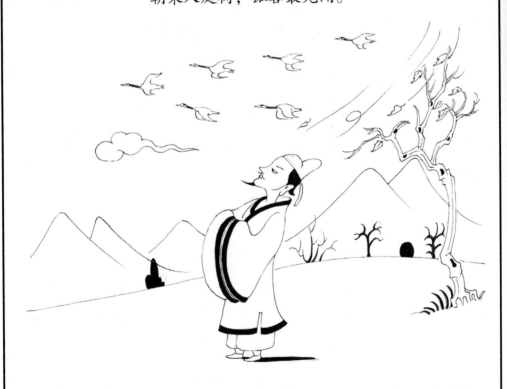

何处是秋风到达的地方呢？抬头望，秋风萧萧，正送着南飞的雁群。刘禹锡说，秋风又进入到我的庭院里来，萧萧地摇晃着庭树的枝叶。这样的萧萧，也只有我这孤独的异乡客最先听到。

秋风辞

汉·刘彻

秋风起兮白云飞，草木黄落兮雁南归。

兰有秀兮菊有芳，怀佳人兮不能忘。

泛楼船兮济汾河，横中流兮扬素波。

箫鼓鸣兮发棹歌，欢乐极兮哀情多。

少壮几时兮奈老何！

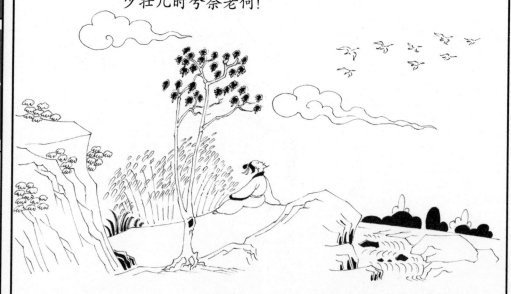

秋风刮起，白云飞，草木枯黄雁南归。秀美的是兰花呀，芳香的是菊花，思念美人难忘怀。乘坐着楼船行驶在汾河上，划动船桨扬起白色的波浪。吹起箫来打起鼓，欢乐过头哀伤多，年轻的日子早过去，渐渐衰老没奈何。

秋夕

唐·杜牧

银烛秋光冷画屏，轻罗小扇扑流萤。

天阶夜色凉如水，卧看牵牛织女星。

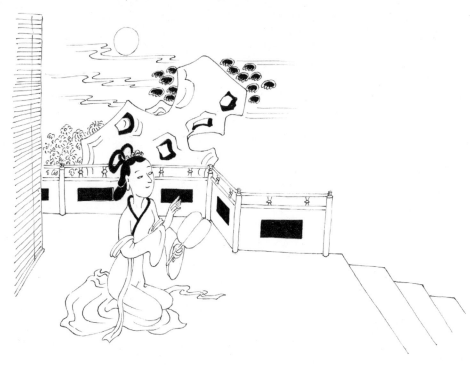

初秋时节，屋内烛光摇曳，那摆在一隅的画屏被染上了一层清冷的色泽，身穿轻罗衣衫的宫女手执小团扇，在屋外追捕着飞萤。夜色渐深，凉意渐浓，她来到宫殿台阶旁的草地上，侧卧在上面，仰头观看那银河两边的牛郎织女星。

天气

秋风渐凉扫落叶

秋分过后，气温一天天下降，雨水逐渐减少。秋分时节气候宜人，凉而不冷。

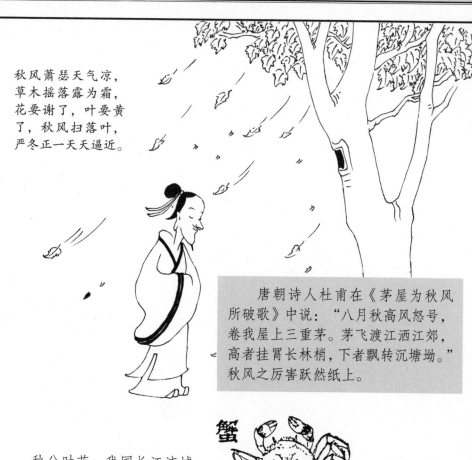

秋风萧瑟天气凉，
草木摇落露为霜，
花要谢了，叶要黄了，秋风扫落叶，
严冬正一天天逼近。

唐朝诗人杜甫在《茅屋为秋风所破歌》中说："八月秋高风怒号，卷我屋上三重茅。茅飞渡江洒江郊，高者挂罥长林梢，下者飘转沉塘坳。"秋风之厉害跃然纸上。

蟹

秋分时节，我国长江流域及其以北的广大地区，均先后进入了秋季，日平均气温都降到了22℃以下。北方冷气团开始具有一定的势力，大部分地区雨季刚刚结束，凉风习习，碧空万里，风和日丽，秋高气爽，丹桂飘香，蟹肥菊黄，秋分是美好宜人的时节。

农时

秋收秋种好时节

秋分是收获的时节，正如农谚所说，"秋分必见糜子，寒露不见谷子""秋分收稻，寒露烧草""秋分前后割高粱"。秋分又是秋耕秋种的时节，在华北是"秋分种麦正当时"，而在江南则是"秋分天气白云来，处处好歌好稻载"。

秋分是农业生产中重要的节气，秋分后太阳直射的位置移至南半球，北半球的太阳辐射越来越少，而地面散失的热量却较多，气温降低的速度明显加快。正如农谚说："白露秋分夜，一夜冷一夜。""八月雁门开，雁儿足下带霜来"，东北地区降温早的年份，秋分见霜已不足为奇。

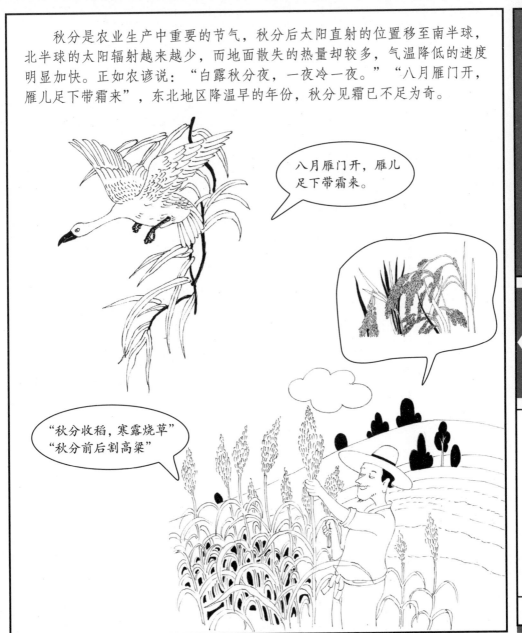

八月雁门开，雁儿足下带霜来。

"秋分收稻，寒露烧草""秋分前后割高粱"

秋分主要风俗

秋祭月

　　秋分曾是传统的"祭月节"。如古有"春祭日，秋祭月"之说。现在的中秋节则是由传统的"祭月节"而来。

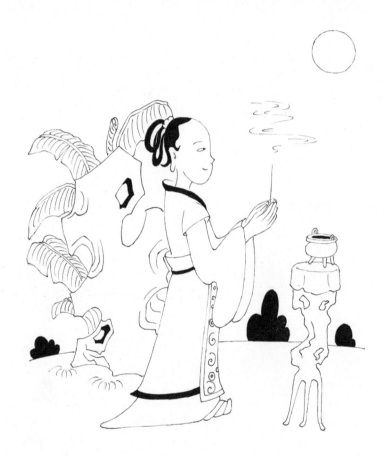

　　据考证，最初"祭月节"是定在"秋分"这一天，不过由于这一天在农历八月里的日子每年不同，不一定都有圆月。而祭月无月则是大煞风景的。所以，后来就将"祭月节"由"秋分"调至中秋。

吃秋菜

在岭南地区，昔日四邑（现在加上鹤山为五邑）的开平苍城镇的谢姓，有个不成节的习俗，叫作"秋分吃秋菜"。"秋菜"是一种野苋菜，乡人称之为"秋碧蒿"。

野苋菜含有多种营养成分，丰富的胡萝卜素、维生素C有助于增强人体免疫功能，提高人体抗癌能力。

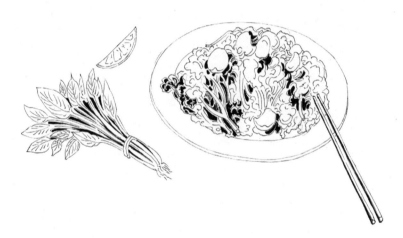

炒野苋菜具有清热解毒、利尿、止痛、明目等功效，食之可增强抗病、防病能力，润肤美容。

鸡蛋肉片滚野苋菜汤

材料：野苋菜250克，瘦肉50克，鸡蛋2枚，蒜蓉少许。
做法：苋菜摘好洗净；瘦肉切薄片，用油、生粉、生抽腌10分钟。然后热锅入油盐炒香蒜蓉，加适量水煮沸后放苋菜，稍后放肉片和鸡蛋滚熟即可。
功效：补肾养血，滋阴润燥。

不论风寒或风热感冒，都不要喝老火汤，
否则会加重病情，让体内的邪气不能及
时散发出来。

送秋牛

秋分随之即到，其时便出现挨家送秋牛图的。其图是把二开红纸或黄纸印上全年农历节气，还要印上农夫耕田图样，名曰"秋牛图"。

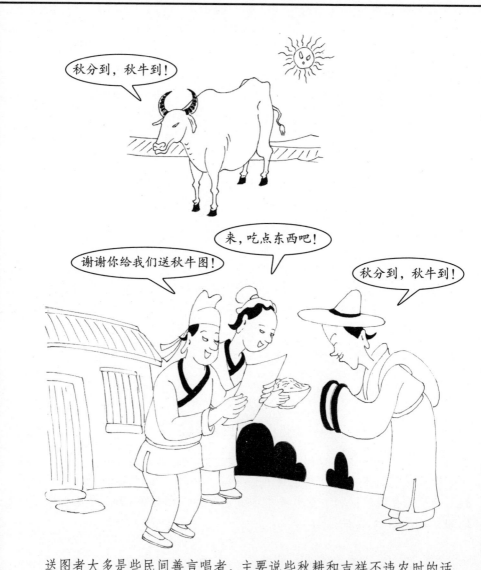

送图者大多是些民间善言唱者，主要说些秋耕和吉祥不违农时的话，每到一家更是即景生情，见啥说啥，说得主人乐而给钱为止。言词虽随口而出，却句句有韵动听。俗称"说秋"，说秋人便叫"秋官"。

粘雀子嘴

　　秋分这一天，农民都按习俗放假，每家都要吃汤圆，而且还要把不用包心的汤圆十多个或二三十个煮好，用细竹叉扦着置于室外田边地坎，名曰"粘雀子嘴"，免得雀子来破坏庄稼。

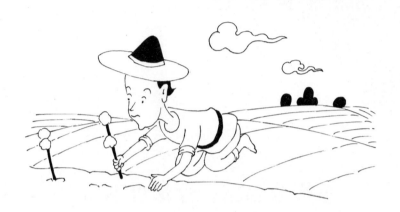

　　农民为了不让麻雀损害庄稼，就将以糯米为主原料和其他一些配料制成汤圆，用细竹叉窜成串，置田坎边。待麻雀食之，因糯米黏性极强，易将雀嘴粘住，以免庄稼遭受损害。

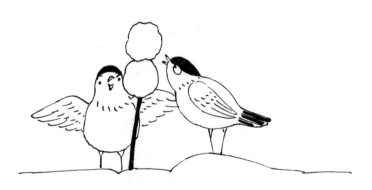

　　糯米性温，味甘，所加配料亦往往是高糖分、高热量之物，在春寒季节少量食用有助于补充身体热能，补虚调血、升阳健脾。但糯米黏滞、难消化，多食容易导致食滞。搭配葱、蒜等辛味食物，可以平衡汤圆的滞缓效果。

秋分养生大攻略

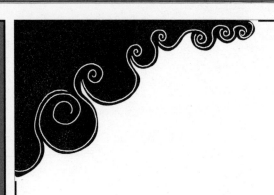

秋燥分温凉，疗法也不同

秋季进补不可乱补

谨防支气管炎，切莫掉以轻心

燥气当头咳不停，食物镇咳解您忧

皮肤干燥瘙痒，从护肺开始调理

解除便秘不用愁，食疗按摩显身手

秋燥分温凉，疗法也不同

　　金秋季节，天气转凉，昼夜温差较大，气候变化无规律，是多种疾病的多发季节。除此，雨水稀少，天气干燥，易出现"秋燥症"。

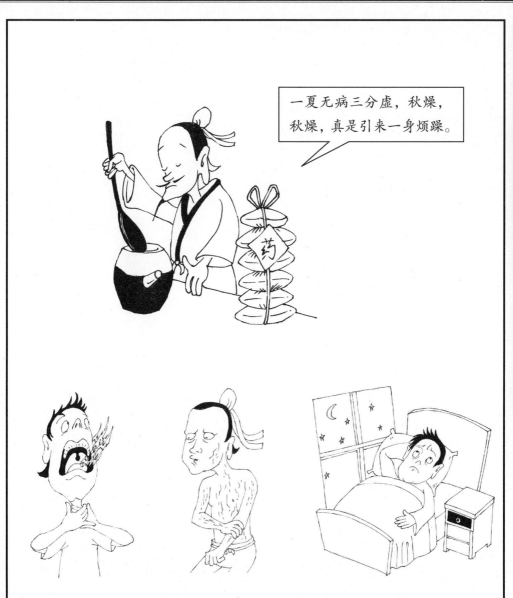

一夏无病三分虚，秋燥，秋燥，真是引来一身烦躁。

口干舌燥、皮肤干痒、声音沙哑

心情烦躁，睡眠不好，关节难受

秋燥症分类

秋燥症有温燥和凉燥之分。通常，从秋分开始，人们的秋燥症状多属于凉燥。秋分之前有暑热余气，故多见于温燥；秋分之后，阵阵秋风袭来，不仅使气温变化剧烈，而且使气温速降，寒凉渐重，所以多出现凉燥。

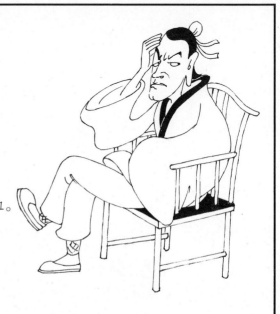

温燥的常见症状

口鼻、皮肤、咽干。
鼻腔有时出血。
大便干结，小便黄。
舌偏红，舌苔薄黄而干燥。
干咳痰少、质黏、色黄。
难以咯出或者咳嗽带少量鲜血。

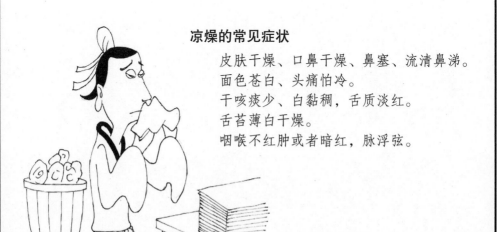

凉燥的常见症状

皮肤干燥、口鼻干燥、鼻塞、流清鼻涕。
面色苍白、头痛怕冷。
干咳痰少、白黏稠，舌质淡红。
舌苔薄白干燥。
咽喉不红肿或者暗红，脉浮弦。

如何预防秋燥

　　既然秋燥分温燥和凉燥，则在预防方法上也各有不同。温燥是由热邪和燥邪侵犯肺部所致，所以应以清热润燥为主。而凉燥多由于燥邪和寒邪共同侵犯肺部所致，因此除了润燥外，还应吃一些温性的食物。

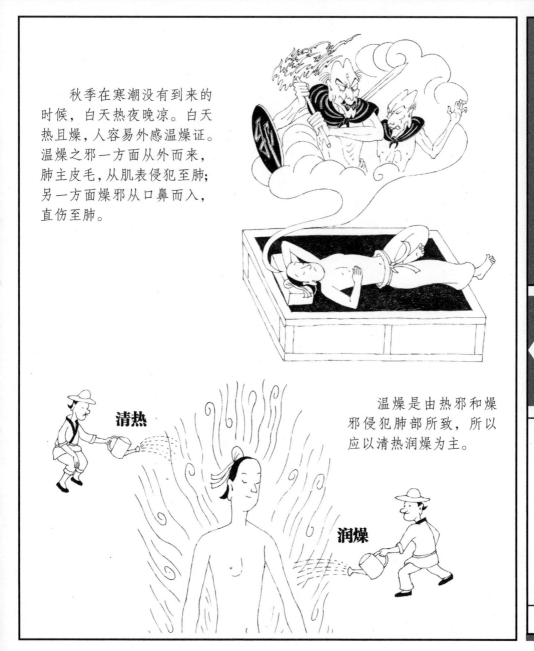

　　秋季在寒潮没有到来的时候，白天热夜晚凉。白天热且燥，人容易外感温燥证。温燥之邪一方面从外而来，肺主皮毛，从肌表侵犯至肺；另一方面燥邪从口鼻而入，直伤至肺。

清热

温燥是由热邪和燥邪侵犯肺部所致，所以应以清热润燥为主。

润燥

饮食调理除秋燥

　　燥是秋季的主气，肺易被伤，进补时应注意润补，即养阴、生津、润肺。补肺润燥，饮食上以滋阴润燥为宜。还要多饮水，减少节气造成的干燥之气。

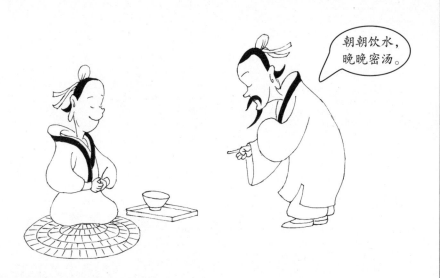

　　我国古代就有对付秋燥的饮食良方，即"朝朝饮水，晚晚密汤"。就是说，喝白开水，水易流失，若在白开水中加少许食盐，就不那么容易流失了。白天喝点盐水，晚上则喝蜜水，这是补充人体水分的好方法。

　　秋天常服用蜂蜜，可以防止秋燥对人体的伤害，能起到润肺、养肺的作用。蜂蜜具有强健体魄、提高智力、改善心肌等作用，久服可延年益寿。

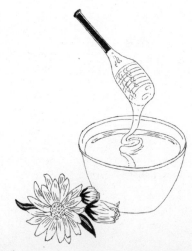

石榴性温味甘酸，有生津液、止烦渴作用。凡津液不足、口燥咽干、烦渴不休者，可作食疗佳品。石榴捣汁或煎汤饮，能清热解毒、润肺止咳、杀虫止痢，可治疗小儿疳积、久泻久痢等。

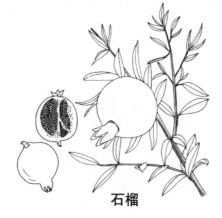

石榴

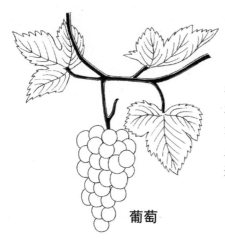

葡萄营养丰富，酸甜可口，具有补肝肾、益气血、生津液、利小便等功效。生食能滋阴除烦，捣汁加熟蜜浓煎收膏，开水冲服，治疗烦热口渴尤佳。经常食用，对神经衰弱和过度疲劳均有补益。

葡萄

甘蔗具有滋养、解热、生津、润燥之功效。对于发烧伤津、胃热口苦、大便干燥、小便不利，呕吐、肺热咳嗽等相当助益，具有"天生复脉汤"之美称。

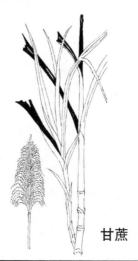

甘蔗

图解百姓天天养生丛书

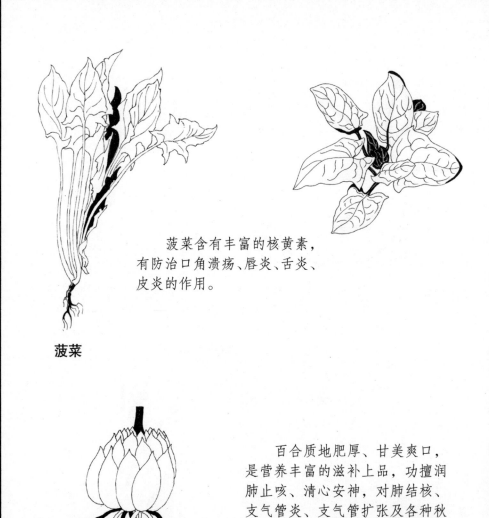

菠菜含有丰富的核黄素，有防治口角溃疡、唇炎、舌炎、皮炎的作用。

菠菜

百合质地肥厚、甘美爽口，是营养丰富的滋补上品，功擅润肺止咳、清心安神，对肺结核、支气管炎、支气管扩张及各种秋燥病症有较好疗效。熟食或煎汤，可治疗肺痨久咳、咳嗽痰血、干咳咽痛等症。

百合

菜花含有丰富的维生素类物质。

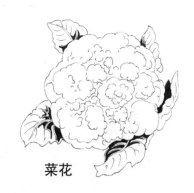

菜花

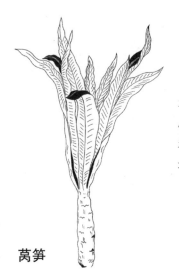

莴笋含钾量是钠的 27 倍，有利于维持水平衡，对高血压和心脏病患者有很大的好处。此外，秋季易患咳嗽者多，多吃莴笋叶还可以止咳。

莴笋

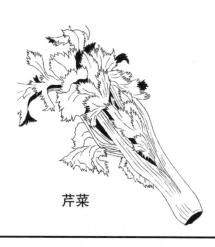

芹菜能兴奋中枢神经，促进胃液分泌，增进食欲，并有祛痰功能，芹菜与香干、肉丝等炒食品，无不色彩鲜艳，味道清香。

芹菜

秋分过后，天气转凉，空气中水分减少，而肺为娇脏，对燥气最为敏感，稍有疏忽，就会出现"上火"症状。此时适当地喝些南瓜粥、糯米粥，通过提升脾胃这个主管粮仓的"官员"运化营养的能力来犒赏"三军"，补养脏腑，能增强身体免疫力，实现健康大丰收。

肺被火气所伤，津液缺乏。会出现口渴咽痛、声哑干咳、咯血、皮肤干燥等症状。

对付温燥佳品：梨

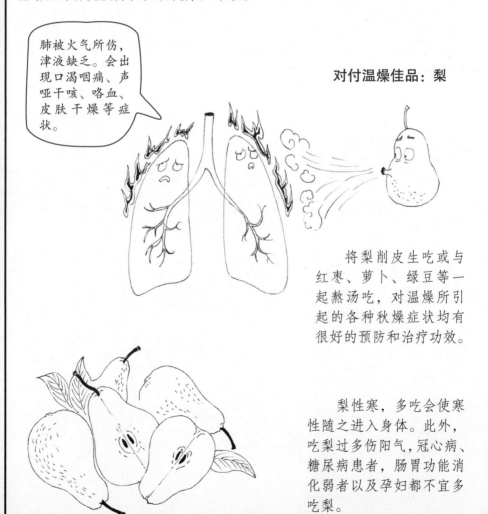

将梨削皮生吃或与红枣、萝卜、绿豆等一起熬汤吃，对温燥所引起的各种秋燥症状均有很好的预防和治疗功效。

梨性寒，多吃会使寒性随之进入身体。此外，吃梨过多伤阳气，冠心病、糖尿病患者，肠胃功能消化弱者以及孕妇都不宜多吃梨。

对付凉燥佳品：白萝卜

白萝卜破气，服人参、生地黄、熟地黄、何首乌等补药后不要食用，否则会影响药效。此外，由于食用生白萝卜产气较多，溃疡病患者不宜过多服用。

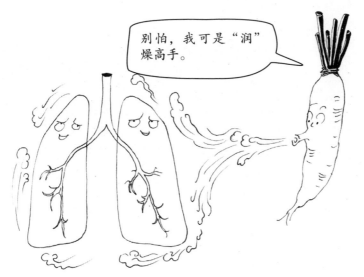

别怕，我可是"润"燥高手。

中医学认为，白萝卜性温味辛甘，且多汁具有微辣味，辛辣具有行气的功效，这些汁液刚好被它的行气作用所推动，可以四处去"润"燥。盛夏之时，阳气在表，胃中虚冷，加上盛夏酷热，人们又贪食寒凉，所以夏天宜吃姜暖身；而冬月之时，阳气在里，胃中烦热，吃白萝卜让它的滋润本色抵御邪气，润泽肺。

在防治"凉燥"上，山药也有很好的功效。

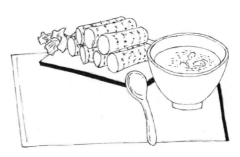

另外，蜂蜜具有润肺、养肺的作用，同样是对付秋燥的"法宝"。

秋季进补不可乱补

　　根据中医"春夏养阳，秋冬养阴"的原则，现在已进入秋季进补的季节。但进补要注意以下五忌：一忌无病进补；二忌慕名进补；三忌虚实不分；四忌多多益善；五忌以药代食。

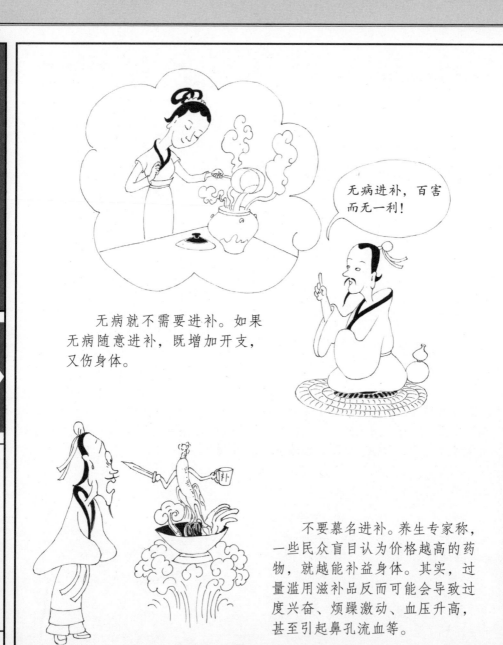

无病进补，百害而无一利！

　　无病就不需要进补。如果无病随意进补，既增加开支，又伤身体。

　　不要慕名进补。养生专家称，一些民众盲目认为价格越高的药物，就越能补益身体。其实，过量滥用滋补品反而可能会导致过度兴奋、烦躁激动、血压升高，甚至引起鼻孔流血等。

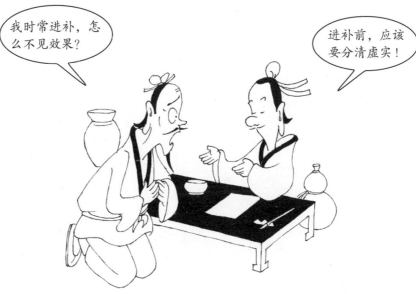

此外，如果要进补，应该分清虚实。中医的治疗原则是"虚者补之"，不是虚症的病人不宜用补药；而虚病又有阴虚、阳虚、气虚、血虚之分，只有对症服药才能补益身体，否则将适得其反。

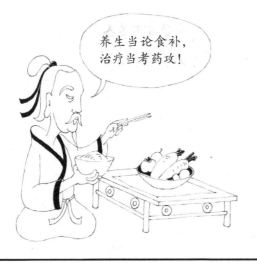

俗话说："药补不如食补。"金元时代名医张从正就指出："养生当论食补，治疗当考药攻。"

秋季到了，有关养生进补的事宜也该根据季节改变，尤其是注重身体健康的人群，更应根据季节改变及时做出调适。

秋分节气药补养生

　　秋分药膳调理当以滋润益肺为主，但由于肺脏属金，恶热喜凉，所选药膳以平性和凉性的为多。秋分后寒凉气候日渐浓郁，脾胃不好者容易加重疾病，其调理还要兼顾益气健脾。

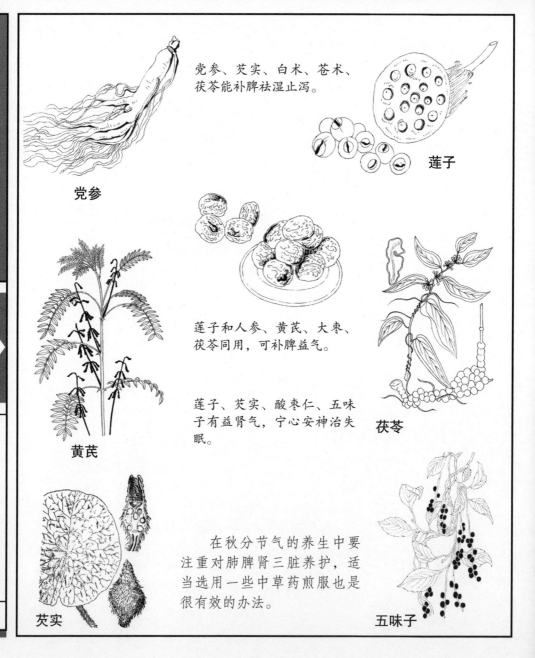

党参、芡实、白术、苍术、茯苓能补脾祛湿止泻。

莲子

党参

莲子和人参、黄芪、大枣、茯苓同用，可补脾益气。

莲子、芡实、酸枣仁、五味子有益肾气，宁心安神治失眠。

茯苓

黄芪

在秋分节气的养生中要注重对肺脾肾三脏养护，适当选用一些中草药煎服也是很有效的办法。

芡实

五味子

冰糖银耳

材料： 银耳30克，木瓜100克，冰糖适量。

做法： 银耳用开水泡发后去掉未发和淡黄色的部分，洗净备用。木瓜切块。将冰糖置开水中烧沸，待糖水变清后，将银耳和糖水置炖盅内，炖至银耳胶原溶出，加入木瓜，炖20分钟即可。

功效： 润肺生津，滋阴养胃。

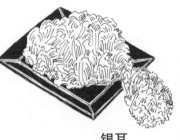

银耳

益气健脾饮

材料： 人参、白术、茯苓（去皮）各9克，炙甘草6克。

做法： 水煎服。

功效： 有益气健脾的功效。适用于面色苍白、语音低微、气短乏力、食欲不振等。

凉血止血五样饮

材料： 鲜藕500克，鲜梨1个，生荸荠、甘蔗各200克，鲜生地100克。

做法： 一起榨汁，即可服用。

功效： 凉血止血。此方可用于牙出血、咯血、瘀血、吐血等症。

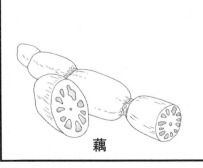

藕

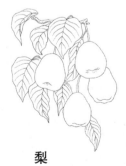

梨

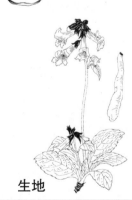

生地

炝竹笋

材料： 竹笋400克，海米25克，料酒、盐、味精、高汤、植物油各适量。

做法： 竹笋洗净，用刀背拍松，切长段（4厘米）剖成一字条，入沸水中焯去涩味，捞出过凉水。将油入锅烧至四成热，投入竹笋稍炸，捞出淋干油。锅内留少许底油，将竹笋、高汤、盐略烧，入味后出锅；再将炒锅入少许油，烧至五成热，下海米烹入料酒，加少许高汤，入味精，再将竹笋回锅翻炒均匀起锅即可。

功效： 清热、祛风消痰。

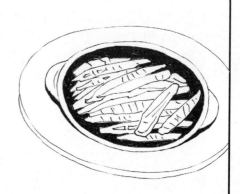

莲子芝麻羹

材料： 莲子肉20克，芝麻5克，白糖适量。

做法： 先将芝麻炒熟，研末；将莲子加水煮约1小时，沸后加芝麻末、白糖，再煮5分钟即可食用。

功效： 补五脏，强肝肾，清心安神；补虚损，抗衰老，适宜年老体弱者。

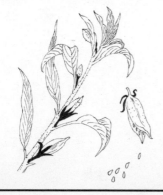
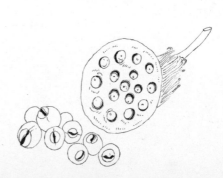

香酥山药

材料：鲜山药 500 克，白糖 125 克，豆粉 100 克，植物油 750 毫升，香油、味精、醋、水淀粉各适量。

做法：山药洗净后蒸熟去皮，切长段（3 厘米），一剖两片用刀拍扁。锅烧热倒入植物油烧至七成热时，入山药，炸至发黄时捞出备用。另烧热锅，放入炸好的山药，加适量白糖和水，小火烧 5 分钟，然后转大火，加醋、味精、水淀粉勾芡，滴少许香油入盘即可。

功效：健脾胃，补肺肾。适宜脾虚食少、肺虚咳嗽、气喘者。

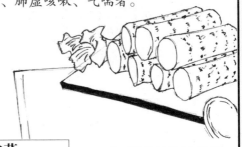

香菇白菜

材料：大白菜 200 克，香菇 50 克，虾仁 20 克，姜、盐、植物油、味精、香菜各适量。

做法：将大白菜撕碎，香菇泡软切成小片，姜洗净切末。锅内入油，姜末爆香，放入香菇、大白菜拌炒，再放入虾仁，加一碗水将白菜煮软，加盐、味精调味，出锅时拌上香菜即可。

功效：预防感冒，改善口臭，降低血压，解热清肠。

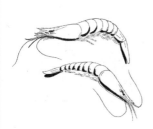
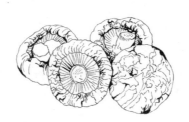
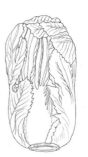

谨防支气管炎，切莫掉以轻心

在秋分前后，雨水稀少，天气干燥，空气中过敏物质较多，是支气管疾病、哮喘疾病等呼吸系统疾病的高发期。

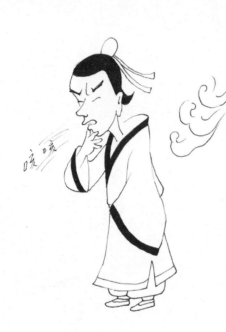

急性气管炎是由细菌或病毒感染及理化刺激或过敏反应所引起的气管黏膜的急性炎症。受凉和过度疲劳可降低呼吸道的防御功能，故可诱发急性气管炎。

症状有鼻塞、打喷嚏、流鼻涕、咽痛、声哑等。同时可有畏寒、发热、头痛、乏力。咳嗽初起并不严重，呈刺激性、痰少，1～2天后咳嗽加重，痰量逐渐增多，由黏液性转成脓性。症状较重的病例往往在晨起及晚上睡觉时体位改变或吸入冷空气、体力活动后，有阵发性咳嗽。

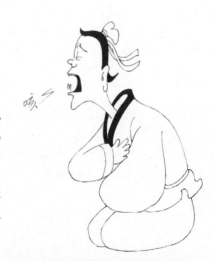

实用偏方

取生姜1小块，鸡蛋1只，香油少许。将生姜切碎，姜末撒入蛋中，煎荷包蛋熟后趁热吃下，每日2次，可治风寒引起的急性气管炎。

慢性气管炎多由急性气管炎、流感或肺炎等急性呼吸道感染转变而来。另外，慢性气管炎与大气污染、吸烟及过敏有关。

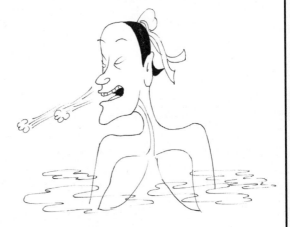

咳痰是主要症状之一，以早晨和夜间最重。痰量多少不一，一般为白色泡沫状或黏液痰，伴急性感染时变成脓性痰，痰量也加多。咳嗽剧烈时可痰中带血丝。反复感染则咳嗽越来越重，痰液增多。

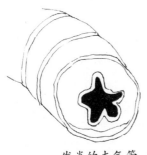

发炎的支气管

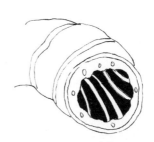

正常的支气管

实用偏方

将红皮辣萝卜洗净，连皮，切成薄片，放于碗中，上面放麦芽糖2～3匙，搁置1夜，即有溶成的萝卜糖水，取之频频饮服，可治慢性支气管炎。

葱疗方 1

材料：葱白适量，豆腐 500 克，醋 50 毫升，植物油适量。

做法：油烧热后，加葱、盐少许，再倒入豆腐，并压成泥状翻炒，加醋和少量清水，继续翻炒，起锅趁热当菜吃，徐徐咽下。

主治：急慢性支气管炎、风寒咳嗽。

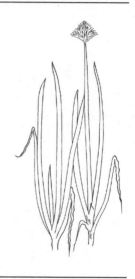

葱疗方 2

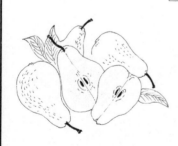

材料：葱须 7 根，梨 1 个，白糖 15 克。

做法：将葱须、梨加适量水同煮 10 分钟，然后加入白糖，略煮后吃梨、喝汤。

主治：慢性支气管炎、咳嗽。

葱疗方 3

材料：大葱汁、麦芽糖、蜂蜜各适量。

做法：将大葱汁、麦芽糖、蜂蜜熬汤熬熔后装瓶，每次服 1 茶匙，每日 3 次。

主治：慢性支气管炎。

图解百姓天天养生丛书

健康顺时生活秋分寒露霜降篇

姜疗方 1

材料：核桃肉 30 克，人参 6 克，生姜 3 片，冰糖适量。

做法：上物加水 200 毫升同煎汁，去姜加适量冰糖，睡前服用。

主治：慢性支气管炎（虚寒型）。

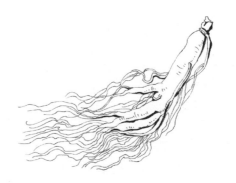

姜疗方 2

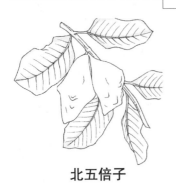

材料：干姜、北五倍子、制附片各 10 克。

做法：上物水煎服，每日 1 剂，7 剂为 1 个疗程。

主治：老年慢性支气管炎。

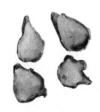

北五倍子

制附片

姜疗方 3

材料：生姜 120 克，僵蚕 5 条，细茶末适量。

做法：生姜捣碎取汁，将僵蚕浸入达 3 日，晒干，焙脆，和入细茶末，共研为细末。开水送服。

主治：老年支气管哮喘。

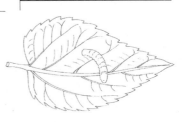

姜疗方4

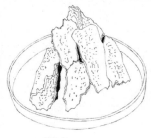

橘皮

材料： 萝卜1个，白胡椒5粒，生姜10克，橘皮3克，冰糖30克。

做法： 萝卜洗净切片，同白胡椒、生姜、橘皮同入锅，加适量水煮汤，最后加入冰糖。趁热饮汤，食萝卜。

主治： 小儿支气管炎。

姜疗方5

材料： 生姜30克，白芥子9克，烧酒适量。

做法： 生姜捣烂绞汁，同白芥子、烧酒研和乳糊。以纱布包裹棉球蘸药糊，并擦揉肺俞穴、大椎穴和膻中穴。

主治： 慢性支气管哮喘。

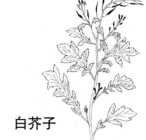

白芥子

姜疗方6

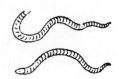

地龙

材料： 生姜、杏仁、核桃仁各50克，麻黄、百合各21克，地龙（蚯蚓）21克，蜜适量。

做法： 上物共研末，炼蜜制54丸。每日3次，每次1丸，18日为1个疗程。

主治： 慢性支气管炎，胸闷、痰多。

姜疗方7

材料： 猪肺200克，北杏仁6克，姜汁1汤匙，食盐适量。

做法： 猪肺处理干净后切小块；北杏仁研碎，将上物入锅，加适量水煮汤。汤将好时兑入姜汁，加适量食盐调味。趁热饮汤、食猪肺。

主治： 老年慢性支气管炎咳嗽、肠燥便秘等。

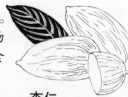

杏仁

蒜疗方 1

材料： 大蒜 50 克，鲜猪胆 6 个。

做法： 先将猪胆洗净切开取胆汁，大蒜捣泥，按 3∶1 的剂（3 份猪胆，1 份大蒜），以胆汁和大蒜拌一起，24 小时后烘干，研成末装入胶囊中自制成药。每服 1 克，每日 3 次，饭后服用。

主治： 支气管炎。

蒜疗方 2

材料： 大蒜 250 克，红糖 100 克，醋 250 克。

做法： 将大蒜捣碎，与红糖同浸醋中，连浸 7 天。每天 3 次，每次 10 毫升。

主治： 慢性支气管炎、咳嗽。

蒜疗方 3

材料： 大蒜 30 克，牛肺 200 克，姜汁 10 毫升，粳米适量。

做法： 牛肺（切小块），与粳米、大蒜焖成米饭，出锅加入姜汁拌匀，定量食用。

主治： 慢性气管炎。

蒜疗方4

材料： 大蒜 50 克，陈皮 15 克。

做法： 将大蒜、陈皮切碎加适量水，煎服，去渣留汁，分 2 次服用。

主治： 气管炎。

蒜疗方5

材料： 粳米 150 克，大蒜 10 克，鲜姜 9 克，大枣 2 个。

做法： 先将粳米煮至八成熟，然后加入大蒜、生姜、大枣，同煮至粥熟烂，趁热食用。

主治： 老年慢性支气管炎。

按摩保健穴位

太渊穴。本穴为手太阴肺经的原穴，是肺元气留止之处，位于掌后内侧横纹头动脉中，就是中医平常切脉时寸脉所在的地方。

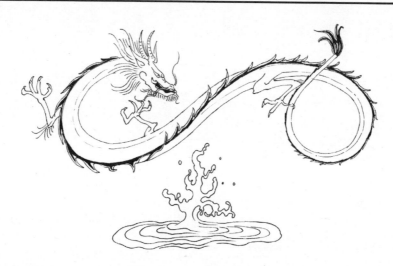

太渊：太，大；渊，深之意。故将经气深集处喻为"渊"。该穴为肺经之原穴，为八会穴中的脉会，正如"肺朝百脉"之处，既大且深，故得名。

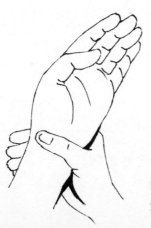

太渊穴

经常按摩太渊穴，不但可以调整肺气的升降功能，同时可以舒畅三焦气机，防治咳嗽、胸闷逆气、多痰等症状。

背俞穴。本穴是脏腑经气输注于背腰部的腧穴。属膀胱经穴，分布于背腰部相应脏腑位置的高低基本一致处，共12穴。本穴可治疗相应脏腑病外，还可治疗与该脏腑有相关联系的五官病、肢体病。背俞穴常和募穴配伍，治疗脏腑病。

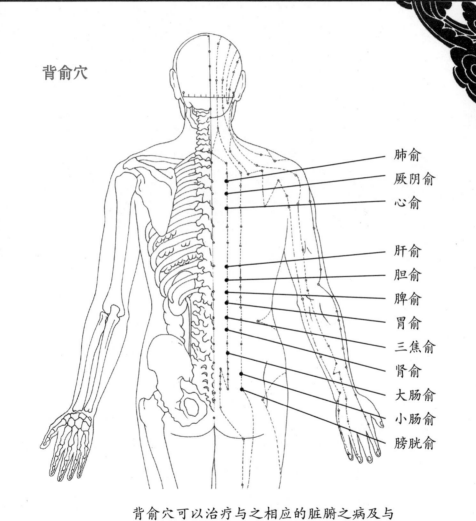

背俞穴

肺俞
厥阴俞
心俞

肝俞
胆俞
脾俞
胃俞
三焦俞
肾俞
大肠俞
小肠俞
膀胱俞

背俞穴可以治疗与之相应的脏腑之病及与
五脏相关的五官、九窍、皮肉、筋骨之病。

　　《类经附翼》说："天之大宝，只此一丸红日；人之大宝，只此一息真阳。"采用按压或艾灸灸背俞穴的方法，也能达到缓解呼吸系统疾病的目的。

小儿支气管炎推拿手法一

推六腑300次或推三关100次（有热推六腑，有寒推三关）。

推六腑

位置：六腑位于前臂尺侧缘，肘腕之间的一条直线。

手法：一只手握住小儿腕部，用另一只手的拇指或示、中指二指螺纹面从小儿肘部下推至腕部。

作用：清热、凉血、解毒，对感冒引起的风热、支气管哮喘有调理作用。

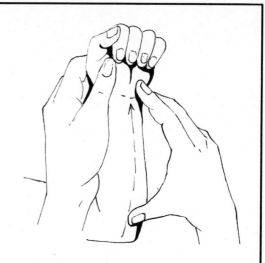

推三关

位置：三关位于前臂桡侧，腕横纹至肘横纹成一直线。

手法：用拇指桡侧面或示、中指面自腕部推向肘部，称推三关，或称推上三关。

作用：补气行气、温阳散寒、发汗解表，多用于腹痛、腹泻及感冒风寒等虚寒病症。

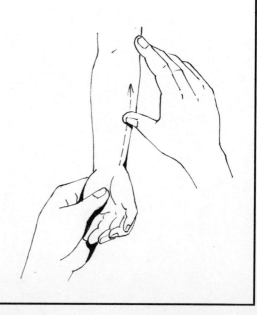

小儿支气管炎推拿手法二

清肺经300次、清天河水300次，帮助清理肺腑内热。

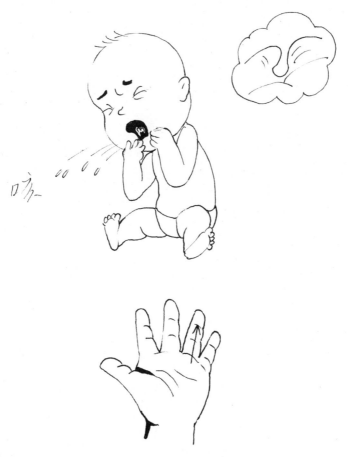

清肺经

位置：无名指螺纹面由指尖至指根成一直线。

手法：用拇指指腹从无名指根部向指尖方向直推。

作用：清肺热，调节因外感风热引起的咽部不适。

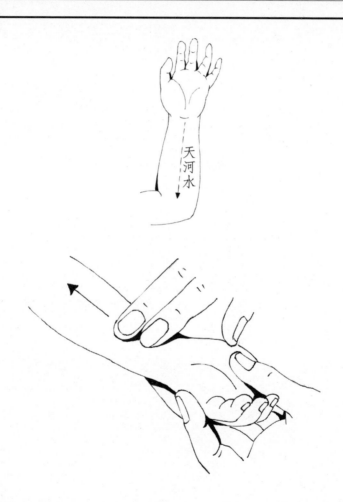

清天河水

位置：前臂正中，腕横纹至肘横纹成一直线。从劳宫穴一直到曲泽穴，这正好是心包经的位置。

手法：一手握住小儿腕部，使其掌心向上，然后用中指、示指指腹自小儿腕横纹直推向肘横纹，推的方向一定是从腕到肘，不可反向操作。

作用：清热解表、宣肺除烦。

小儿支气管炎推拿手法三

运内八卦100~200次，揉掌小横纹3分钟。运内八卦结合揉掌小横纹，可化痰止咳，尤其是幼儿。如果幼儿配合，操作时间次数完全可以加倍，但如果小儿咳嗽伴随哮喘的，可改为逆运内八卦结合揉掌小横纹。

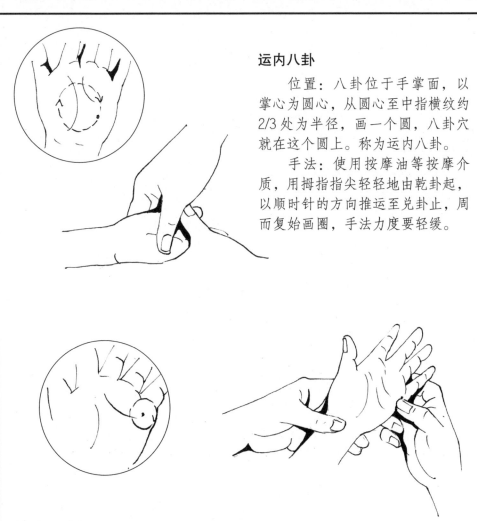

运内八卦

位置：八卦位于手掌面，以掌心为圆心，从圆心至中指横纹约2/3处为半径，画一个圆，八卦穴就在这个圆上。称为运内八卦。

手法：使用按摩油等按摩介质，用拇指指尖轻轻地由乾卦起，以顺时针的方向推运至兑卦止，周而复始画圈，手法力度要轻缓。

揉掌小横纹

位置：位于掌面小指尺侧根纹下小横纹处。属点性穴位。

手法：操作时用揉法，用拇指螺纹面按住小横纹左右揉。

作用：宣肃肺气、消肺炎、化痰涎、疏肝郁。

主治：口疮，流口水，肺炎、气管炎、百日咳等。

燥气当头咳不停，食物镇咳解您忧

秋分前后，寒热交替，湿气去而燥气来，很多人会出现声音沙哑、咳喘不停的症状。这就是中医所说的"秋燥"病症，如果不及时治疗，会为冬天的慢性支气管炎复发种下病根。所以，《素问·阴阳应象大论》说："秋伤于湿，冬生咳嗽。"

图解百姓天天养生丛书

治疗咳嗽，需分清温凉

温燥	前	中秋	后	凉燥

温燥感冒：
怕热多，怕风少
口渴，咽干，鼻干
干咳，痰少，舌红

治法：
辛凉透散，轻宣风热，上润燥药

凉燥感冒：
怕冷，没有汗
头痛，咳嗽，有痰
鼻塞，咽干

治法：
苦温宣散，调和肺气，还有润燥

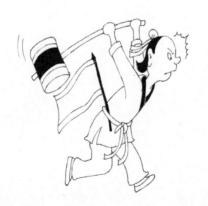
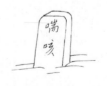

咳嗽是呼吸系统常见的病症，以气逆咳呛、咳吐痰液为主要特征。医学界将其分为外感咳嗽与内伤咳嗽两大类。外感咳嗽多由风、寒、燥、热等外邪侵犯肺系引起，其特征是：发病急，病程短，常常并发感冒。内伤咳嗽多因脏腑功能失调，内邪伤肺，致肺失肃降引发所致。其特征是：病情缓，病程长，因五脏功能失常引起。

健康顺时生活秋分寒露霜降篇

手耳足按摩治疗咳嗽（感冒）

　　手部按摩：鼻、肺、肾、输尿管、膀胱反射区。

鼻反射区

位于双手掌侧拇指末节指腹桡侧面，第1指骨远节指骨体中部。右鼻反射区在左手上，左鼻反射区在右手上。

肾反射区

位于双手掌中央，相当于劳宫穴处。

肺反射区

位于双手掌侧，横跨第2、3、4、5掌骨，斜方肌反射区下1拇指处。

输尿管反射区

位于双手掌中部，上接肾反射区，下连膀胱反射区。

膀胱反射区

位于双手掌近腕侧端，手腕骨的头状骨骨面上。

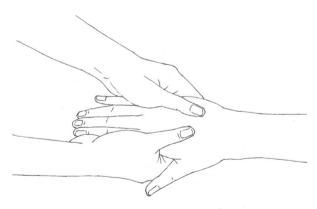

肾、输尿管反射区

　　以双手拇指指腹推按肾、输尿管反射区各3分钟，力度适宜。

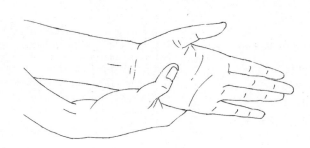

膀胱、肺反射区

　　以拇指指腹推按膀胱反射区 2 分钟，再从桡侧向尺侧推肺反射区 5 分钟。

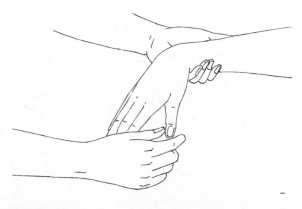

鼻反射区

　　以拇指和示指捏揉鼻反射区 2 ~ 3 分钟。

耳穴刺激：内鼻、外鼻、耳尖、咽喉、肾上腺穴。

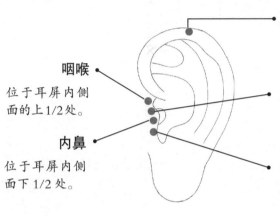

耳尖

将耳轮向耳屏对折时，耳轮上面的尖端处。

咽喉

位于耳屏内侧面的上1/2处。

外鼻

位于耳屏外侧面正中稍前。

内鼻

位于耳屏内侧面下1/2处。

肾上腺

位于耳屏下面一个隆起处（如耳屏只有一个隆起，则在隆起的下缘）。

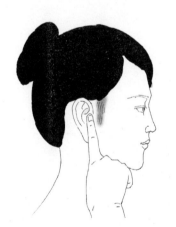

咽喉、肾上腺、耳尖

　　以示指按揉咽喉、肾上腺、耳尖各3分钟，力度以患者的承受力为限，至局部出现红润为止。

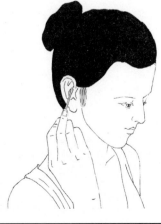

外鼻、内鼻反射区

　　用按摩棒点按外鼻、内鼻反射区各5～10次，力度以患者的承受力为限，至局部出现红润为止。

足部按摩：大脑、脾、肾上腺、扁桃体、胸部淋巴结反射区。

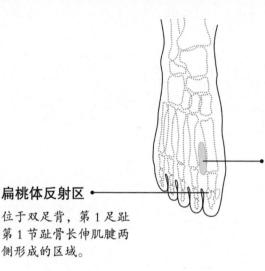

胸部淋巴结反射区

位于双足背，第1跖骨和第2跖骨之间的带状区域。

扁桃体反射区

位于双足背，第1足趾第1节趾骨长伸肌腱两侧形成的区域。

大脑反射区

位于双足底，踇趾趾腹肉球的全部所形成的区域。

肾上腺反射区

位于双足底，第1跖骨与跖趾关节所形成的"人"字形交叉的稍外侧。

脾反射区

位于左足底，第4、5跖骨之间，心脏反射区后（向足跟方向）的1横指处。

俗话说："三分治，七分养。"对感冒的治疗，应加强饮食调护，适当进食一些养阴生津之品，如百合、蜂蜜、梨、莲子、银耳、葡萄及各种新鲜蔬菜等柔润食物，少吃辛辣燥热之品。此外，每晚用热水泡足15～20分钟，也可预防感冒。

图解百姓天天养生丛书

健康顺时生活秋分寒露霜降篇

健康贴士

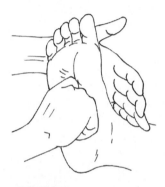

肾、脾反射区

找准肾、脾反射区，左手握足，右手示指弯曲，以示指近节指间关节顶点施力，定点按压，力度以反射区产生酸痛为宜。

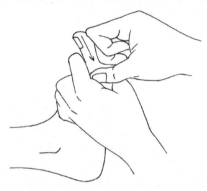

大脑反射区

找准大脑反射区，左手握足，右手示指弯曲，以示指近节指间关节顶点施力，由足蹈趾端向根部按摩，力度以反射区产生酸痛为宜。

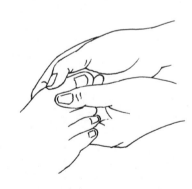

扁桃体反射区

找准扁桃体反射区，以两手拇指指腹为顶点施力，定点按摩反射区3～4次，力度以反射区感到酸胀为宜。

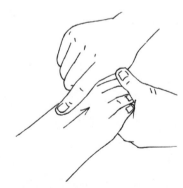

胸部淋巴结反射区

找准胸部淋巴结反射区，以左手握足尖，以右手示指指腹为施力点，沿骨缝向趾间方向按摩3～4次，力度以反射区感到酸胀为宜。

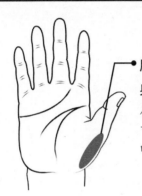

胸腔、呼吸器官反射区

位于双手拇指掌指关节至腕横纹之间区域的赤白肉际处。

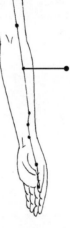

孔最穴

位于尺泽穴与太渊穴连线上，腕横纹上7寸处。

孔最穴

　　以拇指指腹重力揉按孔最穴5～7次，停顿1～2秒后，再重复上述手法。左右臂反复按摩5次左右。

胸腔、呼吸器官反射区

　　以拇指指腹揉按胸腔、呼吸器官反射区3～5秒，操作时，动作宜和缓有序，符合"悬而不浮，重而不腻"的标准。

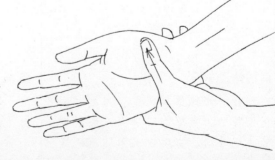

耳穴刺激：肺穴、气管穴、咽喉穴、肾上腺穴。

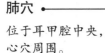

肺穴
位于耳甲腔中央，心穴周围。

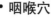

咽喉穴
位于耳屏内侧面 1/2 处。

气管穴
位于耳甲腔内，外耳道口与心穴之间。

肾上腺穴
位于耳屏下部隆起的尖端。

注：△表示被遮盖穴位

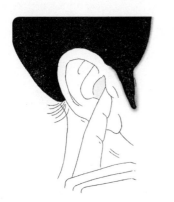

肺、气管穴

　　用双手示指指腹在耳甲腔内顺时针方向按揉数圈，再按逆时针方向按揉数圈，用力宜轻柔，动作宜和缓有序。耳甲腔内分布有肺、气管等耳穴。

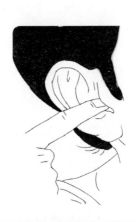

喉和肾上腺穴

　　放松耳屏，用双手示指指腹按揉耳屏上的喉和肾上腺穴各 5 ~ 7 秒，左右耳屏同时进行，各揉按 20 次。

　　注意：操作时，不要用力过猛，以双耳屏发红充血为宜。

足部按摩：肾、输尿管、膀胱、肺及支气管反射区，太溪穴。

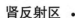

肺及支气管反射区

位于双足斜方肌反射区后方（向足跟方向），自甲状腺反射区向外至肩反射区处的1横指宽的带状区域。

肾反射区

位于双足底，中央人字形交叉后方中央凹陷处。

输尿管反射区

位于双足底，肾反射区与膀胱反射区中间，呈线状分布。

膀胱反射区

位于内踝前下方，双足底内侧，舟骨下方，展肌侧旁，呈弧状带分布。

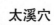

太溪穴

位于足内侧，内踝后下方，内踝尖与跟腱之间凹陷中。

图解百姓天天养生丛书

健康顺时生活秋分寒露霜降篇

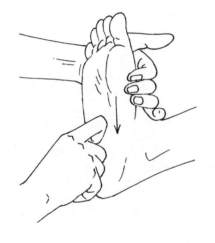

肾、输尿管、膀胱反射区

　　找准肾、输尿管、膀胱反射区，以示指近节指间关节顶点施力或以拇指指腹推按这3个反射区，动作连续均匀，每个反射区各推按2分钟。

肺及支气管反射区

　　找准肺及支气管反射区，右手握足，左示指弯曲，以示指近节指间关节顶点施力，沿肺反射区由内向外按摩，对支气管反射区以拇指指端施力，力度以反射区产生酸痛为宜。

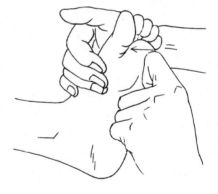

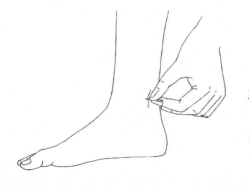

太溪穴

　　咳嗽发作时，用棉棒或牙签刺激足部太溪穴7～15分钟，具有止咳效果。

葱疗方治疗咳嗽

葱疗	组成	制用法	主治
方1	葱白6～10段，淡豆豉10克，陈皮3克，红糖适量	将取葱白与淡豆豉、陈皮同入砂锅，加适量水共煎取汁，最后加入红糖调味。日服数次，酌量饮用	风寒咳嗽
方2	小排骨500克，葱末15克，姜25克，白果30克，盐等调料适量	将排骨洗净，加黄酒、姜、葱、水适量，文火焖1.5小时。白果去壳及红衣，加入汤内，加盐调味煮15分钟，撒上味精和葱末，即可食用	痰多、咳嗽、气喘
方3	大葱、猪油各15克，鸡蛋2枚，白糖30克	用猪油、大葱先将鸡蛋炒五成熟，加白糖炒熟后趁热服。每日1次，连服3～5天	虚痨咳嗽

蒜疗	组成	制用法	主治
方1	大蒜25克	大蒜去皮捣烂，开水浸泡4～5小时取汁加糖，分2～3次服	干咳、咳嗽
方2	大蒜50克，百部15克，紫菀9克	将百部、紫菀用水煎，大蒜捣泥取汁兑入当茶常服	肺痨咳嗽
方3	大蒜、白糖各适量	将大蒜、白糖同放入碗中蒸1小时，饭后服用，每日服2次，连服数日	慢性咳嗽
方4	大蒜50克，生姜10克，胎盘1个，淮山药30克，红枣7枚，白酒适量	胎盘洗净，以沸水略焯放入砂锅，加入大蒜、淮山药、红枣、生姜、白酒，温火慢炖，略加适量盐。分两次服用	咳嗽

姜疗	组成	制用法	主治
方1	芫荽子（炒）120克，干姜30克，半夏30克	将上物共研末。饭后用开水冲服。每日3次，每次9克	咳嗽
方2	生姜6片，秋梨1个	将生姜、秋梨切片入锅，加适量水煎，温服	重伤风咳嗽
方3	生姜5片，鸡蛋1枚，盐水（90℃）50毫升	生姜片切碎，鸡蛋打散，加盐水搅匀，用文火炖熟。趁热温服	感冒引起的咳嗽
方4	生姜5克，柿饼1个	将生姜洗净去皮，切成碎末；柿饼洗净，横切成两片，将生姜碎末夹在柿饼内，以文火焙熟。去姜，吃柿饼	虚寒型咳嗽，特别是寒痰者。对风热咳嗽、咽痛痰黄者则不适宜
方5	生姜、杏仁、紫苏各10克，红糖适量	将紫苏、杏仁捣泥，同生姜片一起水煎，去渣取汁，调入红糖稍煮，令其溶化。分2~3次饮用	外感风寒引起的咳嗽
方6	鲜姜汁300克，核桃肉300克，白蜜100毫升	将核桃肉、鲜生姜去皮，捣烂如膏状；白蜜以文火加热，炼浓，加入膏状的核桃肉、鲜生姜，搅拌均匀，出锅待冷后制成梧桐子大小的丸子。每晚睡前服1丸	老年人久咳不能平卧，或气促难卧

皮肤干燥瘙痒，从护肺开始调理

秋季来临，肌肤虽然不用再忍受闷热天气、强烈紫外线的煎熬，但是新的问题又摆在了面前，干燥的气候、凉爽的秋风将肌肤中的水分一点一点地"榨干"，致使脸部皮肤绷、干燥、红肿、干纹这些肌肤大敌不断涌现。

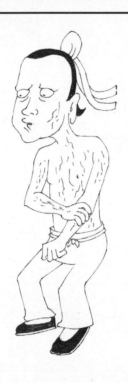

一到秋天，这皮肤一抓，皮屑直掉！

《黄帝内经》记载："肺主宣发肃降，主皮毛。"

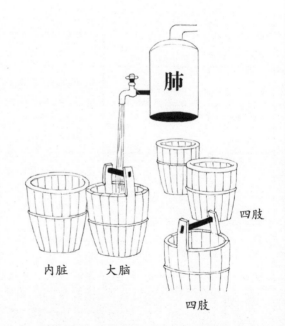

中医认为，肺的主要功能是疏布血液，按照重要性和紧迫性的原则，为了保证肺腑的功能不受影响，一定要先给大脑和内脏，其次再给四肢，所以一到秋季，发干、开裂的肯定是肢体末端的皮肤。

秋季护肤，从调肺开始

　　秋季来临，对肺进行补水保湿，是抵抗皮肤问题的"金钟罩"，也是秋季养颜的头等大事。

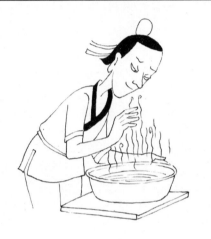

　　鼻吸蒸汽法是一种独特的润肺方法，原理是肺"开窍于鼻"，通过吸入蒸汽而使肺得到水的满足。

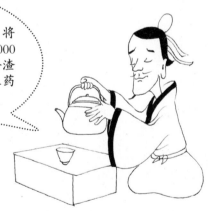

　　菊花50克，蜂蜜250克。将菊花放入砂锅中，加水2 000毫升煎煮25分钟，稍凉去渣取汁。服用时将蜂蜜加入药汁，搅匀即可饮用。

　　常喝菊花蜂蜜茶，有养肝明目，润肺醒脑，润肤美容之效。

　　秋分之后，多吃梨、蜂蜜、冰糖、莲子、百合等温补之物。这些食物既可补脾胃，又能养肺、润肠，还可防治咽干、口燥等症。

解除便秘不用愁，食疗按摩显身手

人们常用"秋高气爽"形容秋季，但天干物燥，雨水稀少的气候特征，再加上饮食失调，如食入的食物过于精细或偏食，食入的粗纤维过少，或饮水太少以及运动量减少，都会使肠蠕动减弱，无法产生正常的排便反射，进而发生便秘。

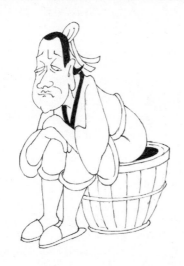

经常便秘，就要找找脾胃的毛病。如果脾虚消化力不足，就会引发胃火过大，再加上吃了一些热性食物，胃肠道中就易生热邪，造成胃肠不通畅，传输受阻，就会引发便秘、口干、口臭等病症。

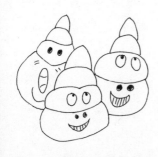

《黄帝内经》称便秘为"后不利""大便难"，认为便秘与脾、胃、肠有密切的关系，其病机多为脾胃受寒，肠中有热。

张仲景《金匮要略》称便秘为"脾约""闭""阴结""阳结"。认为其病与寒、热、气滞有关。

4天便秘过程图

　　通常情况下，人一天排便一次，但便秘患者3~4天才排便一次。也就是说，有毒的宿便不但在体内被吸收了，还吸收了好几天，如此会大大危害身体健康。

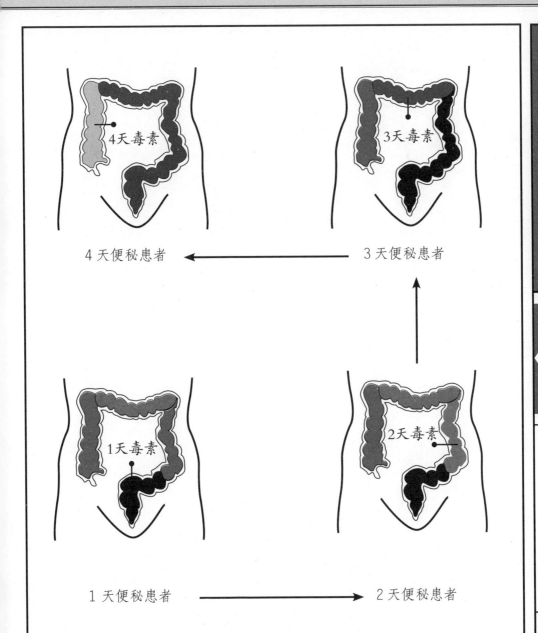

便秘的危害

便秘如同肠道交通大塞车，尾气熏天，整个肠道系统导致瘫痪，长此以往，会严重危害身体健康。

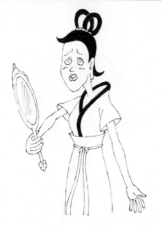

影响美容：便秘患者由于粪块长时间滞留肠道，异常发酵，腐败后可产生大量有害的毒素，易生痤疮、面部色素沉着等。

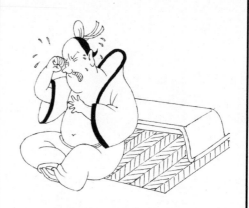

导致肥胖：毒素导致大肠水肿，下半身血液循环减慢，易形成梨形身材及胖肚子，另外毒素的聚集又可引起口臭和体臭。

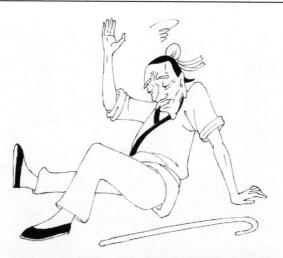

造成猝死：特别是高血压、冠心病等心血管疾病患者，严重便秘的肛门怒挣可使血压急剧上升，造成中风甚至猝死。

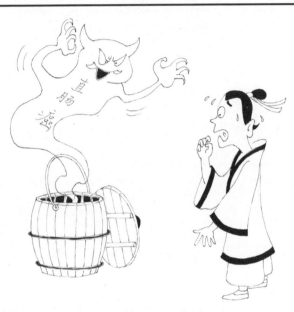

诱发癌症：便秘会使有害毒素持续刺激肠黏膜，易导致大肠癌。

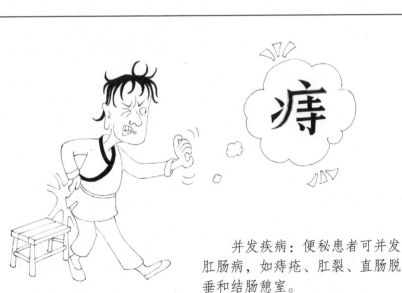

并发疾病：便秘患者可并发肛肠病，如痔疮、肛裂、直肠脱垂和结肠憩室。

中医论便秘的病因病机

胃肠积热，肠道干涩。

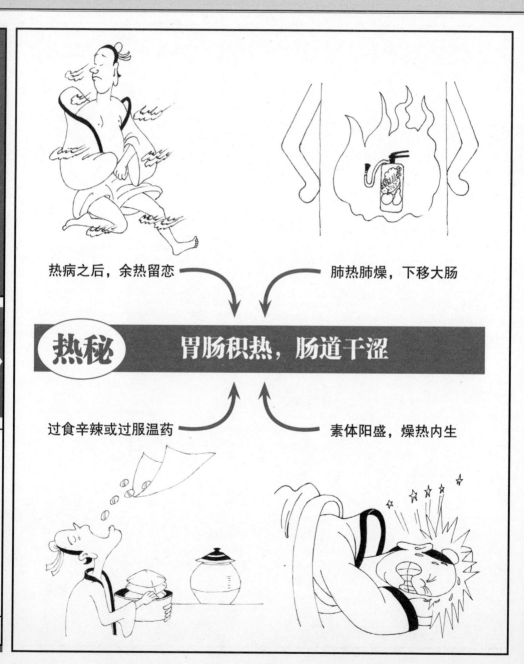

热病之后，余热留恋

肺热肺燥，下移大肠

热秘 **胃肠积热，肠道干涩**

过食辛辣或过服温药

素体阳盛，燥热内生

大肠气机郁滞，传导失职。

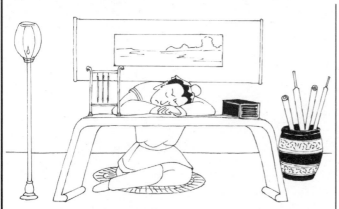

忧愁思虑，脾伤气结

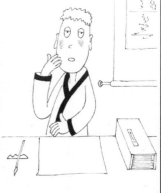

久坐少动，气机不利

气秘 **大肠气机郁滞，传导失职**

虫积肠道，气机阻滞　　抑郁恼怒，肝郁气结　　肺失肃降，腑气不通

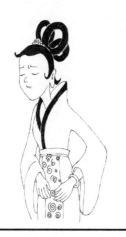
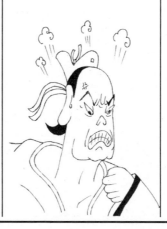
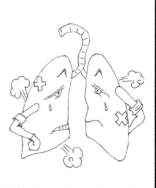

阴亏：大肠干涩，阴虚便秘。

血虚：大肠不荣，血虚便秘。

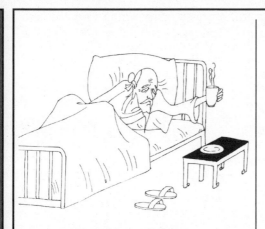

素体阴虚，津亏血少

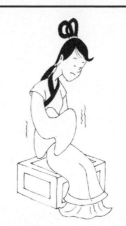

病后产后，气血亏虚

阴亏 阴亏 大肠干涩，阴虚便秘

血虚 血虚 大肠不荣，血虚便秘

失血多汗，伤津亡血

辛香燥热，损耗阴血

房室劳倦，阴津亏损

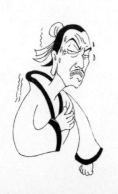

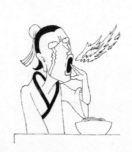

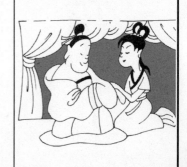

寒凝冷秘：阴寒内结，凝结肠道。

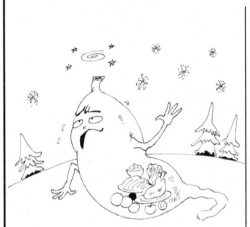

恣食生冷，凝滞胃肠

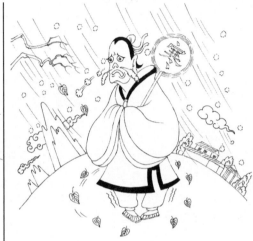

外感寒邪，凝聚肠胃

寒凝冷秘　阴寒内结，凝结肠道

过服寒凉，阴寒内结

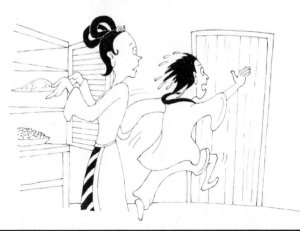

气虚：大肠传导无力。

阳衰：阳虚寒凝，肠失温养。

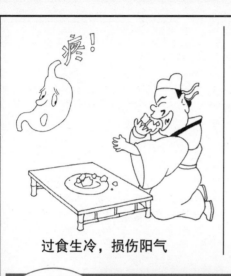

过食生冷，损伤阳气

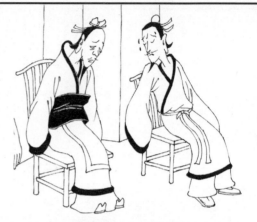

年老体弱，气虚阳衰

气虚 气虚 → 大肠传导无力 → **便秘**

阳衰 阳虚 → 阳虚寒凝 → 肠失温养 →

素体虚弱，阳气不足

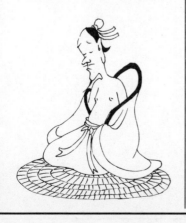

苦寒攻伐，伤阳耗气

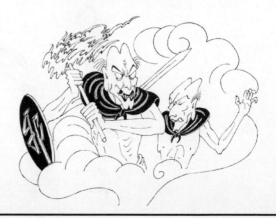

素炒绿豆芽

材料：绿豆芽500克，植物油50克，葱、花椒、精盐、米醋各10克，姜、料酒各5克。

做法：1.绿豆芽洗净控水；葱切长条；姜去皮切末。2.炒锅烧热后，先入适量植物油，烧至七成热入花椒炸出香味，再入葱条、豆芽菜、姜末，最后入适量米醋、料酒、精盐略翻炒，即可出锅。

功效：绿豆芽富含多种维生素、蛋白质、脂肪和糖类等，并且富含纤维素，老年便秘者宜多食用。

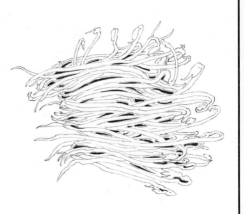

芹菜拌鲜笋

材料：芹菜、鲜嫩竹笋各100克，熟食油、食盐、味精各适量。

做法：1.芹菜洗净切段，用开水略焯，控水；竹笋煮熟切片。2.将芹菜与竹笋片倒入盆中，以适量熟食油、食盐、味精，拌匀即可食用。

功效：芹菜具有清热、平肝、凉血等功效。竹笋具有清热、和中、润肠等功效。本方尤其适宜燥热甚者之便秘。

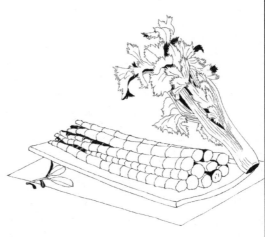

田鸡南瓜汤

材料：南瓜 500 克，田鸡 200 克，大蒜 50 克，盐、味精各适量。

做法：1. 南瓜洗净、切块；大蒜去衣，洗净切段；田鸡去内脏洗净后，剥皮切块。2. 将南瓜、田鸡、大蒜入锅中，加适量水，武火煮沸后改用小火煲约 40 分钟，再用盐、味精调味即可食用。

功效：南瓜性温味甘，有消炎止痛，清热通便，解毒杀虫等功效，此汤对于肥胖者和中老年便秘者尤为适用。

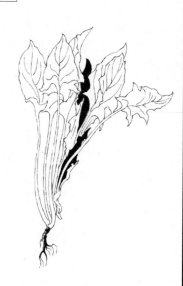

虾米炒菜花

材料：鲜菜花 400 克，水发虾米 50 克，葱段 50 克，植物油适量，湿淀粉 1 茶匙，绍酒半茶匙，精盐、鸡精各适量。

做法：1. 菜花洗净瓣小块，入开水中断生沥水。2. 炒锅置中火上，加入油，烧至温热，下葱段炸出香味弃之，随后烹入绍酒，加入约 4 汤匙水和适量鸡精，下虾米、花菜、精盐。3. 烧至入味，用湿淀粉勾芡，出锅即成。

功效：菜花有助于排气通便，帮助消化和增强胃肠蠕动。

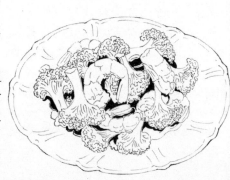

鸡腿胡萝卜葱头汤

材料： 鸡腿 260 克、胡萝卜 200 克、葱头 100 克、陈皮 2 克、高汤 800 毫升，姜、葱、胡椒粉、盐各适量。

做法： 1.鸡腿洗净剥除鸡皮，入开水中略焯剁大块；胡萝卜切滚刀块；葱头切大块。2.锅中入高汤、姜、葱、陈皮，煮开后将鸡腿、胡萝卜入锅。3.武火烧开后小火炖 20 分钟，再入葱头、胡椒粉略煮 5 分钟，加盐小煮即可。

功效： 胡萝卜性平味甘，有补中健食，宽中下气，祛肠胃之邪。与葱头、鸡腿合食，可清热利水，润肠通便。

姜汁菠菜

材料： 菠菜 500 克，鲜姜末、醋各 2 汤匙，酱油 1 茶匙，盐、味精、香油各适量。

做法： 1.菠菜清净切成段，入沸水中略烫，捞出后立即用凉开水过凉，并将水分挤干，放入盘中待用。2.姜末入碗中，加入醋、酱油、盐、味精、香油勾兑成调味汁待用。3.食用时将调味汁浇在菠菜上，拌匀即可。

功效： 菠菜性凉味甘，有养血止血、敛阴润燥、下气通肠的功效。此方对病后便秘，老年肠燥便秘有很好的疗效。

白菜心拌海米

材料： 白菜心 1 颗，海米 50 克，大葱、姜各 5 克，料酒 10 克，味精 2 克，淀粉（豌豆）5 克，香油 5 克，盐 3 克，猪油 50 克。

做法： 1.白菜顺长一剖为二，用开水烫熟，略凉顺刀切成约 1 厘米宽的条，放在盘内。2.锅烧热后倒入猪油，入葱、姜块爆香，放味精、料酒、淀粉等调料，然后下海米、白菜条，最后取出葱、姜块，煨 4 分钟，用湿淀粉 10 克（淀粉 5 克加水）勾芡，淋数滴香油，翻匀入盘。

功效： 白菜味甘性平，能清热除烦、解渴利尿、通利肠胃；海米营养丰富，富含钙、磷等多种对人体有益的微量元素，是人体获得钙的较好来源。

常按大肠经，助大便运行

　　中医学认为，"大肠者，传导之官，变化出焉"，大肠为传导糟粕的器官，主精液，调节体内水液代谢。双臂下垂，手臂外侧的桡侧即为手阳明大肠经。让患者取正坐或直立位，先用右手敲左臂，由肩开始从上向下敲手臂外侧，直至示指；再用同样的方法以左手敲右臂。每天10～15分钟，能疏通经络，使气血宣通，有助于大便的运行。

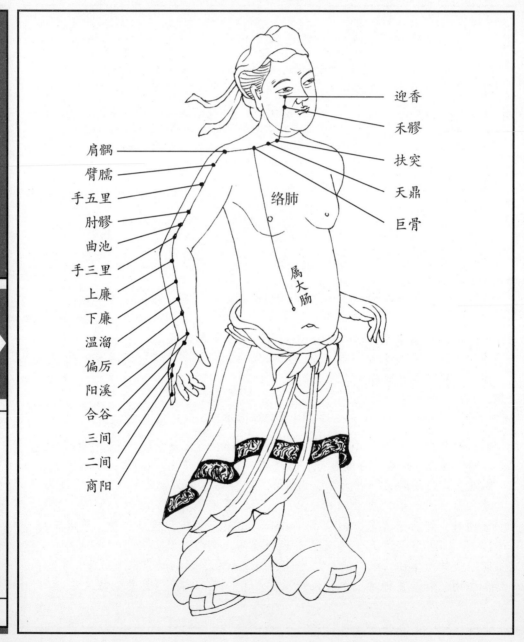

按摩手足耳，大便通畅无阻

　　按摩手部：支沟穴，肛门及直肠反射区。

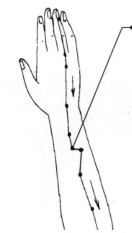

支沟穴

位于前臂手背腕横纹中点上3寸，尺、桡骨之间。

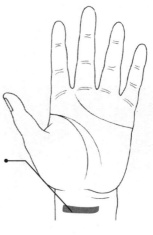

肛门及直肠反射区

位于双上肢前臂桡侧远端约3横指的带状区域。

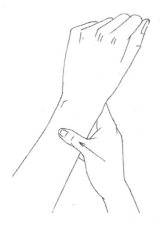

支沟穴

　　以拇指尖端重力压按支沟穴3～5分钟，操作时，4指握住手臂，拇指垂直压下，力度以感到酸痛为宜。支沟穴是手少阳三焦经上的要穴，可以调节肠道的血管神经功能，预防和缓解便秘。

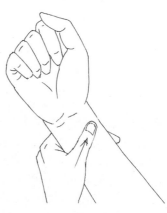

肛门及直肠反射区

　　以拇指反复按摩肛门及直肠反射区，力度适中，持续3～5分钟。此法可刺激肠蠕动，调整肠功能，从而帮助正常排便。

刺激耳穴：耳甲艇、耳甲腔。

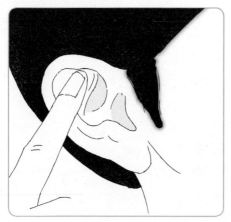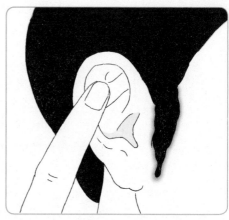

耳甲艇、耳甲腔

　　用示指从三角窝开始，一直按摩到耳甲艇和耳甲腔（这2个部位要重点按摩，直至感觉发热为止）。操作时，手法宜轻柔，用力宜均匀。此法对消化系统及泌尿系统的疾病有很大好处，还能预防心、肺及呼吸道的相关疾病。

取新鲜菠菜洗净，放入开水中烫2～3分钟，取出切碎后，用少许麻油、精盐、味精拌食。每日1～2次，连吃数天，能充分刺激肠蠕动，达到通便的效果。

健康贴士

足部按摩：公孙穴、三阴交穴。

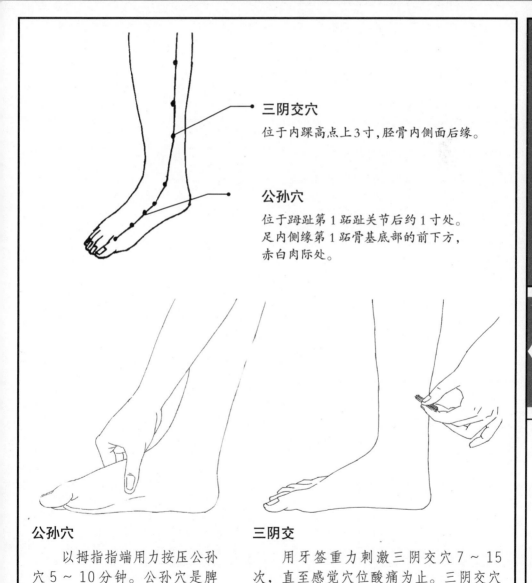

三阴交穴
位于内踝高点上3寸,胫骨内侧面后缘。

公孙穴
位于踇趾第1跖趾关节后约1寸处。
足内侧缘第1跖骨基底部的前下方,
赤白肉际处。

公孙穴

以拇指指端用力按压公孙穴5~10分钟。公孙穴是脾经通过胃经的穴位，有调和脾胃、理气止痛的效果。

三阴交

用牙签重力刺激三阴交穴7~15次，直至感觉穴位酸痛为止。三阴交穴是脾、肝、肾三条阴经交会的穴位，有益气健脾、滋肝养肾、补肾填精的作用。

肠道常按摩，轻松除宿便

    通过每天1分钟的肠道按摩，一般都能发现老便秘人群的腹部有坚硬部位，通过按摩揉捏该部位，让紧绷的肠道放松，无不是让肠道正常蠕动，排出废物的最佳方式。

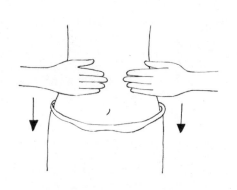

第一步

    双手掌朝内摊平，使用整个手掌从上往下有节奏地推按。

第二步

    腰部、背部、侧腹部同样使用整个手掌从上往下有节奏地推按，刺激肛门的排便反射。

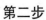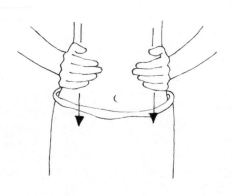

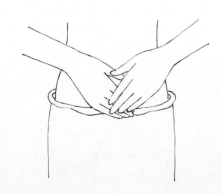

第三步

    将左手重叠在右手上，保持心形状，保证两手中指重叠即可。

第四步

    双手重叠有节奏地轻轻按压肚脐下方2~3厘米的位置，同时保持均匀呼吸。

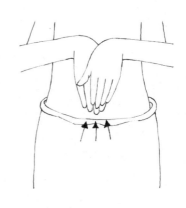

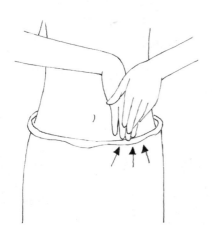

第五步

    同样的方式按摩肚脐周边。从肚脐正下方开始，一定要保持均匀呼吸。

第六步

    在按摩过程中，注意观察坚硬部位，并加强按摩次数，整个过程保持8次循环。

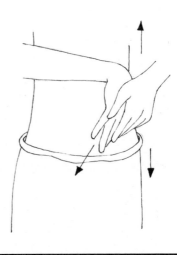

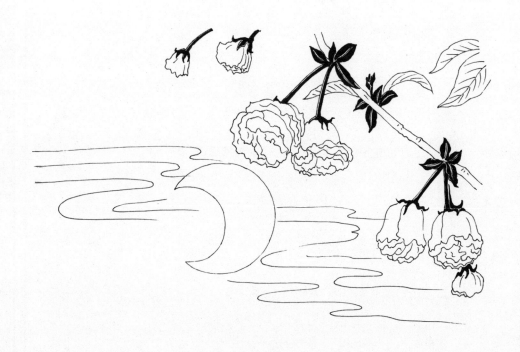

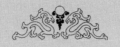

第二章

寒露节气话养生

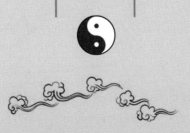

寒露节气思维导图

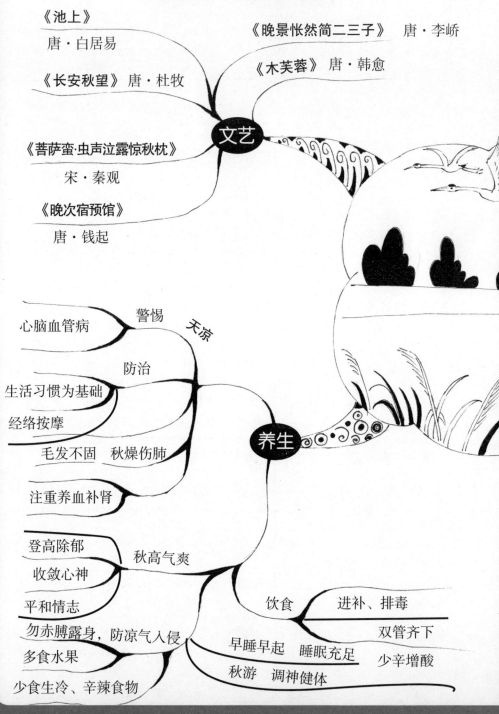

《池上》
唐·白居易

《晚景怅然简二三子》 唐·李峤

《木芙蓉》 唐·韩愈

《长安秋望》 唐·杜牧

文艺

《菩萨蛮·虫声泣露惊秋枕》
宋·秦观

《晚次宿预馆》
唐·钱起

心脑血管病　　警惕　　天凉

防治

生活习惯为基础

经络按摩

毛发不固　秋燥伤肺

养生

注重养血补肾

登高除郁　　秋高气爽

收敛心神

平和情志

饮食　　进补、排毒

勿赤膊露身，防凉气入侵

双管齐下

多食水果　　早睡早起　睡眠充足　少辛增酸

秋游　调神健体

少食生冷、辛辣食物

寒露

简介
- 二十四节气 — 第17个
- 时间
  - 10月8日至10月9日
  - 太阳　到达
  - 黄经　195°
- 寓意
  - 气温
  - 比白露时低
- 三候
  - 一候　鸿雁来宾
  - 二候　雀入水为蛤
  - 三候　菊有黄花

习俗
- 赏红叶
  - 身临其境
  - 北京
    - 10月中旬
    - 11月上旬
- 吃花糕　糕、高谐音
  - 寓意步步高升
- 九九重阳
  - 九　阳数之最
  - 两九相重为重阳
  - 九　生命长久
  - 立为　老人节
- 喝菊花酒
  - 菊花+枝叶　来年喝
  - 菊花+枸杞
- 秋钓边
  - 温低
  - 鱼
  - 入秋
  - 听其叫
  - 斗蟋蟀
  - 提醒人们
  - 冬衣

寒露节气要知晓

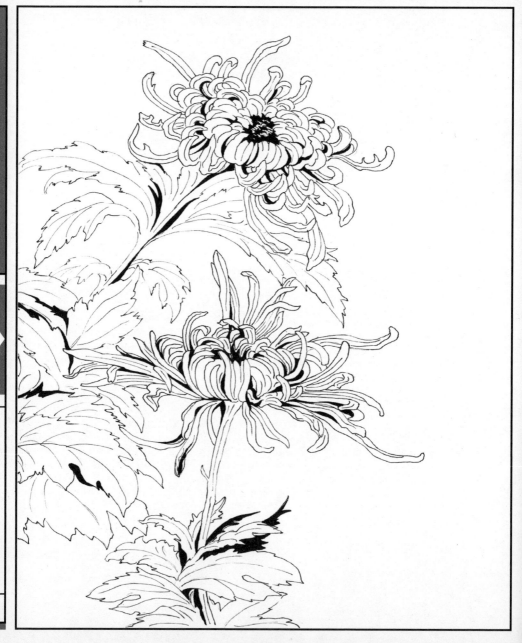

星象物候

露气寒冷结为霜

每年的10月8日或9日，太阳到达黄经195°时，即为寒露。寒露当晚七点，仰望星空，北斗七星的斗柄指向西偏北，即285°处，古人称为辛的方向。

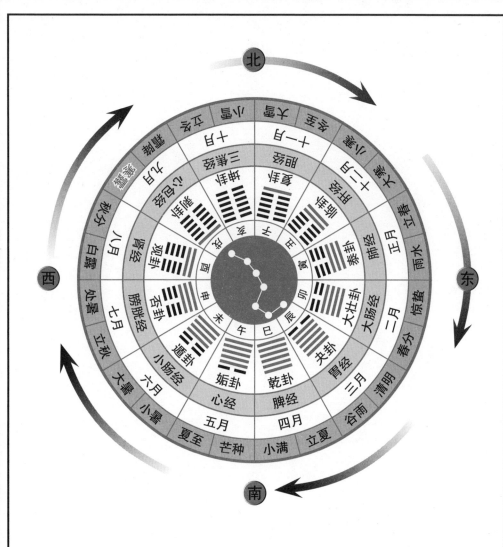

当气候变冷的寒露时节，正是人体阳气收敛，阴精潜藏于内之时，故应以保养阴精为主。

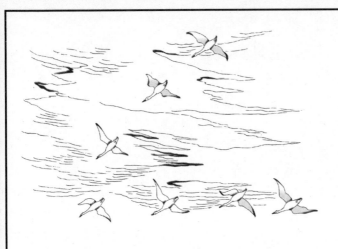

一候鸿雁来宾

此时，鸿雁排成"人"字形的队列大举南迁。

二候雀入大水为蛤

据说，海边的蛤贝类是由3种雀鸟潜入水中变成的。深秋天寒，雀鸟都不见了，古人看到海边突然出现很多蛤蜊，并且贝壳的条纹及颜色都与雀鸟相似，所以便以为是雀鸟变的。

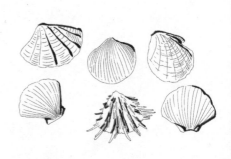

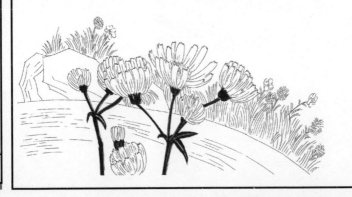

三候菊有黄华

此时菊花已普遍开放。

晚景怅然简二三子

唐·李峤

楚客秋悲动，梁台夕望赊。

梧桐稍下叶，山桂欲开花。

气引迎寒露，光收向晚霞。

长歌白水曲，空对绿池毕。

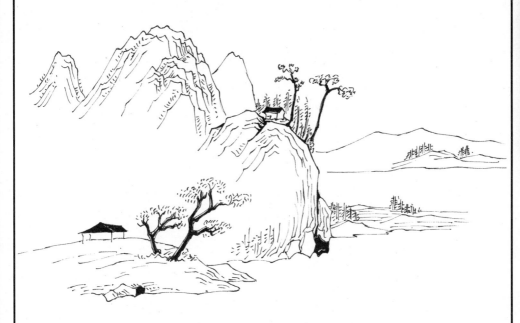

被贬谪后客居他乡的人一到秋天，便十分悲恸，登台远望。梧桐开始落叶，山桂就要开花了。夕阳西下，凉气预示着寒露要来了，晚霞的光也即将收回了。空对着这样的景色，只是叫人多生感慨罢了。

池上

唐·白居易

袅袅凉风动，凄凄寒露零。

兰衰花始白，荷破叶犹青。

独立栖沙鹤，双飞照水萤。

若为寥落境，仍值酒初醒。

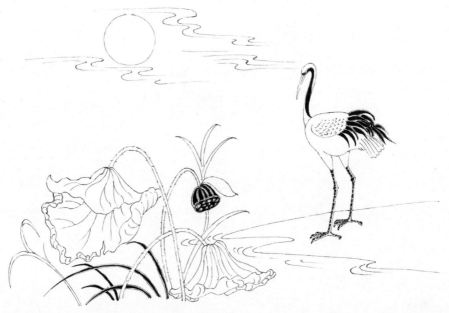

凉风习习，晨露清冷，兰花凋零，荷叶虽残破依然带绿，一只鹤独自栖息在沙滩上，萤火虫双双飞舞在水面上。如果说寥落孤寂的境地，那就是酒醒之时看着这些凄冷景色。

长安秋望

唐·杜牧

楼倚霜树外，镜天无一毫。

南山与秋色，气势两相高。

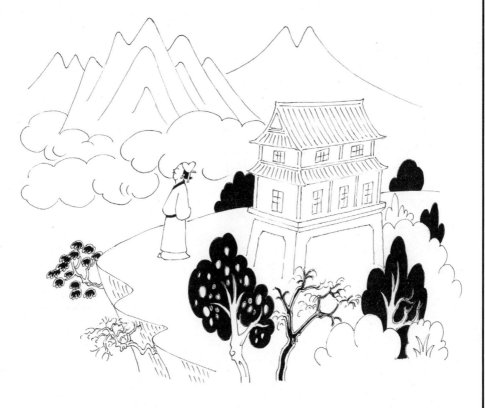

楼阁高耸于经霜的树林之上，登高望远，天空如明镜无纤云一毫。南山在澄明的秋天竟是那样高峻，莫不是要与秋色试比气势的大小？

菩萨蛮·虫声泣露惊秋枕

宋·秦观

虫声泣露惊秋枕，罗帏泪湿鸳鸯锦。独卧玉肌凉，残更与恨长。

阴风翻翠幔，雨涩灯花暗。毕竟不成眠，鸦啼金井寒。

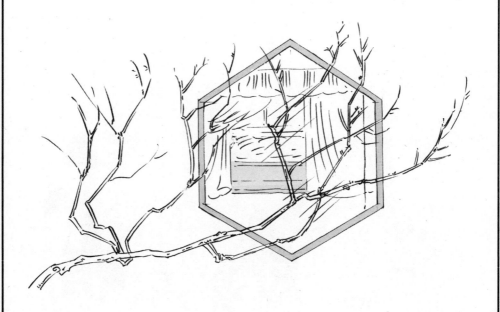

深秋的虫声好似哭泣声，惊醒睡梦中的女子，帷帐里的她不由得哭了起来。每夜独自一人冷冷落落，残更与梦一样长。寒风呼啸，用力吹着绿帘子，雨却是绵绵地下着。毕竟已经睡不下去，只听见寒冷的井外，传来了一声鸦啼。

晚次宿预馆

唐·钱起

乡心不可问，秋气又相逢。

飘泊方千里，离悲复几重。

回云随去雁，寒露滴鸣蛩。

延颈遥天末，如闻故国钟。

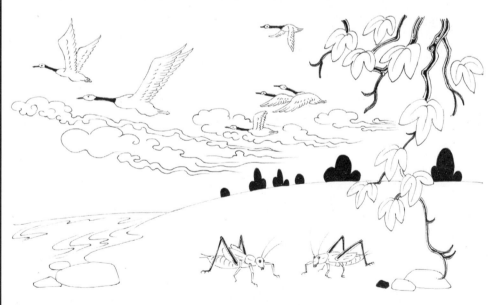

　　这个秋日的寒露时节，钱起漂泊千里，想家了。漂泊在外，很多时间没有再相宜，可秋天来了，思念也来了。漂泊千万里，离家的悲伤又增加了许多重。云彩跟着大雁去了，寒露滴着蟋蟀等鸣虫。伸着脖子遥看着天边，就像听到故园的钟声一样。

木芙蓉

唐·韩愈

新开寒露丛，远比水间红。

艳色宁相妒，嘉名偶自同。

采江官渡晚，搴木古祠空。

愿得勤来看，无令便逐风。

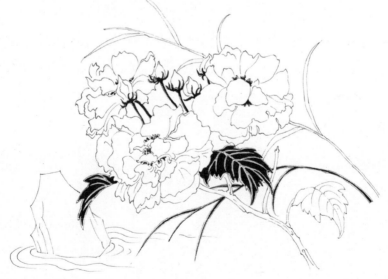

芙蓉，因其花皎若芙蓉出水，似莲花展瓣，故名"木莲花"，而莲似芙蓉，又名"水芙蓉"，两者名归一宗，所以词中才有"认同宗，莲与芙蓉"。又莲生于水，故曰"水间红"，芙蓉开于晚秋，可谓天生"寒露中"。

芙蓉丰姿艳丽，占尽深秋风情，又名"拒霜花"。芙蓉临水，波光花影，相映成趣，若芦枫为伴，则更相得益彰。

天气篇

昼暖夜凉，晴空万里

九月节，露气寒冷，此时，南岭以北的大部分地区进入秋季，东北和西北地区已进入或即将进入冬季。在我国南方，气候继续变凉，冷空气常常南下会出现损伤庄稼的低温天气，大气科学中称为寒露风。

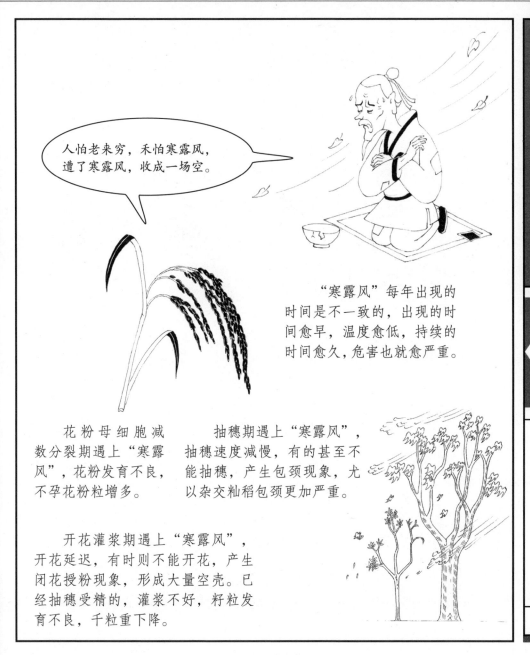

人怕老来穷，禾怕寒露风，遭了寒露风，收成一场空。

"寒露风"每年出现的时间是不一致的，出现的时间愈早，温度愈低，持续的时间愈久，危害也就愈严重。

花粉母细胞减数分裂期遇上"寒露风"，花粉发育不良，不孕花粉粒增多。

抽穗期遇上"寒露风"，抽穗速度减慢，有的甚至不能抽穗，产生包颈现象，尤以杂交籼稻包颈更加严重。

开花灌浆期遇上"寒露风"，开花延迟，有时则不能开花，产生闭花授粉现象，形成大量空壳。已经抽穗受精的，灌浆不好，籽粒发育不良，千粒重下降。

农时篇

农田秋收、灌溉、播种忙

寒露时节天渐寒，农夫天天不停闲。寒露的到来意味着许多农事要抓紧进行。

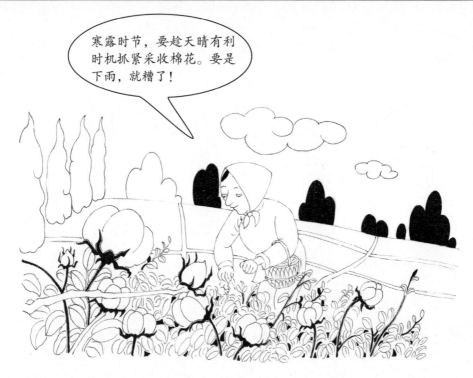

寒露时节，要趁天晴有利时机抓紧采收棉花。要是下雨，就糟了！

"上午忙麦茬，下午摘棉花"，北方地区要抓紧播种小麦、采摘棉花，刨挖红薯等，还要及时使犁翻地，利用冬闲养好地。

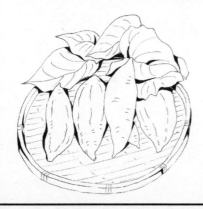

寒露时节，华北平原的甘薯薯块膨大逐渐停止，此时气温在 10 摄氏度以下或更低，应根据天气情况抓紧采收，争取在早霜前采收结束，否则在地里经受低温时间过长，因受冻而导致薯块"硬心"。

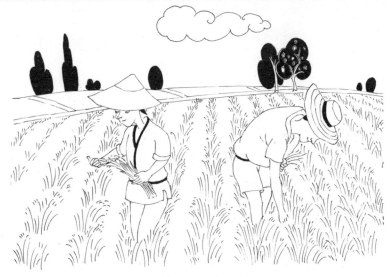

　　这个时节，江淮及江南的单季晚稻也即将成熟，双季晚稻正是灌浆的时候，要注意间歇及时灌溉，保持田间湿润。南方稻区还要注意防御"寒露风"的危害。

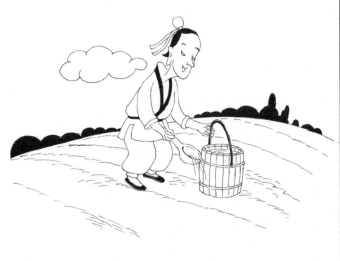

　　寒露后，天气凉爽，有利于秋季蔬菜的生长，也是冬春棚菜育苗的好时机，因此还要注意田间管理，防御病害。

民俗篇

吃花糕

由于天气渐冷，树木花草凋零在即，故人们谓此为"辞青"。九九登高，还要吃花糕，因"高"与"糕"谐音，故应节糕点谓之"重阳花糕"，寓意"步步高升"。

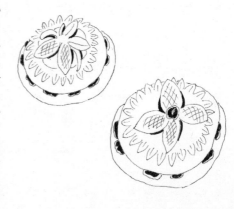

山西重阳节的枣花糕，寓意"步步高升"。

糕与高谐音，吃糕是为了取吉祥之意义，因而受到人们的青睐。农历九月初九也叫敬老节，民间要蒸重阳糕孝敬老人。

花糕主要有"糙花糕""细花糕"和"金钱花糕"。粘些香菜叶，中间夹上青果、小枣、核桃仁等干果。细花糕每层中间都夹有较细的蜜饯干果，如苹果脯、桃脯、杏脯、乌枣之类。金钱花糕与细花糕基本同样，但个儿较小，如同"金钱"一般。

据说，明朝状元康海是陕西武功人。他参加八月中的乡试后，卧病长安，八月下旬放榜后，报喜的报子兼程将此喜讯送到武功，但此时康海尚未抵家。家里没人打发赏钱，报子就不肯走，一定要等到康海回来。等康海病好回家时，已经是重阳节了。这时他才打发报子，给了他赏钱，并蒸了一锅糕给他回程作干粮。又多蒸了一些糕分给左邻右舍。因为这糕是用来庆祝康海中状元，所以后来有子弟上学的人家，也在重阳节蒸糕分发，讨一个好兆头。重阳节吃糕的习俗就这样传开来了。

图解百姓天天养生丛书

健康顺时生活 秋分寒露霜降篇

九九重阳

在《易经》中，把"六"定为阴数，把"九"定为阳数，又为"极数"，指天之高为"九重"。九月初九，日与月皆逢九，是双九，故曰"重九"，同时又是两个阳数合在一起，故谓之"重阳"，所以这一天为重阳日。

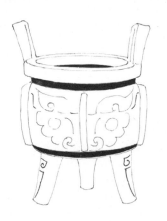

在《易经》中，把1，3，5，7，9定为阳数，2，4，6，8定为阴数，因此九为阳，九月九日，日月并阳，两九相重故为重阳。

古代称皇帝位"九五之尊"也是和易经有关系的，因为九为阳数之最，五为阳数之中位，这两个数代表了阳的极大极尊，因此"九五之尊"代表了权利最大的人。

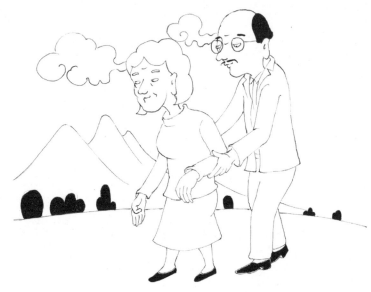

古人认为数字"九"为老阳，农历九月初九乃是"两九相重"。在中华传统观念中，双九（久）还是生命长久、健康长寿之寓意，所以后来重阳节被立为老人节。古人认为两阳相重为吉祥之日。在古代重阳节有饮宴求寿之俗。

观红叶

　　寒露时节到，秋风飒飒，黄栌叶红。寒露过后的连续降温催红了京城的枫叶。金秋的香山层林尽染，漫山红叶如霞似锦、如诗如画。

秋山

宋·杨万里

乌臼平生老染工，错将铁皂作猩红。
小枫一夜偷天酒，却倩孤松掩醉容。

　　这首诗以轻盈的笔调和调侃的手法，把装扮秋天山色之美的两种树乌桕树和枫树写了出来，写得很浪漫。而"小枫一夜偷天酒"则把自己的"醉容"留给了人间。

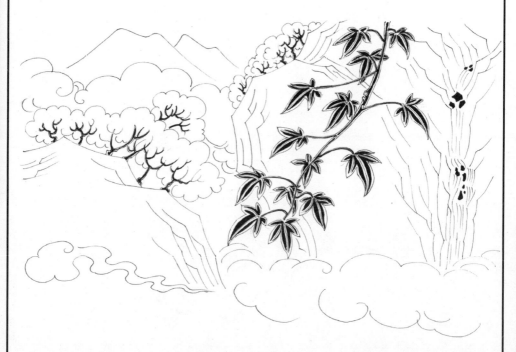

　　红叶，学名黄梢，为观赏树木，主要看叶。早见于司马相如《上林赋》。观赏型树种，除了枫叶、黄栌，还有乌桕、丹枫、火炬、红叶李等。漫步在通幽曲径上望山坡，便会看到一簇簇色彩斑斓的美景。

重阳登高

　　重阳节登高的习俗由来已久。由于重阳节在寒露节气前后，寒露节气宜人的气候又十分适合登山，慢慢地重阳节登高的习俗也成了寒露节气的习俗。关于重阳节登高的由来还流传着一个有趣的传说。

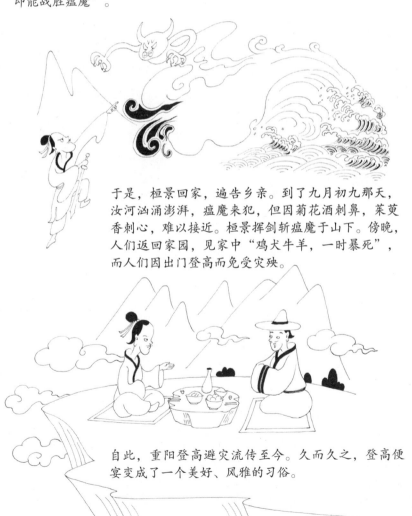

　　据说东汉时汝南一带瘟魔为害，疫病流行。有一个叫桓景的人，拜道长费长房为师，学消灾救人的法术。一天，费长房告诉桓景，九月初九，瘟魔又要害人，并嘱咐桓景回去搭救乡亲："九日离家登高，把茱萸装入红布袋，扎在胳膊上，喝菊花酒，即能战胜瘟魔"。

　　于是，桓景回家，遍告乡亲。到了九月初九那天，汝河汹涌澎湃，瘟魔来犯，但因菊花酒刺鼻，茱萸香刺心，难以接近。桓景挥剑斩瘟魔于山下。傍晚，人们返回家园，见家中"鸡犬牛羊，一时暴死"，而人们因出门登高而免受灾殃。

　　自此，重阳登高避灾流传至今。久而久之，登高便宴变成了一个美好、风雅的习俗。

菊花酒

　　菊花酒，在古代被看作是重阳必饮、祛灾祈福的"吉祥酒"。我国酿制菊花酒，早在汉魏时期就已盛行。据《西京杂记》载称："菊花舒时，并采茎叶，杂黍为酿之，至来年九月九日始熟，就饮焉，故谓之菊花酒。"

　　古时菊花酒，是头年重阳节时专为第二年重阳节酿的。九月九日这天，采下初开的菊花和一点青翠的枝叶，掺入准备酿酒的粮食中，然后一齐用来酿酒，放至第二年九月九日饮用。

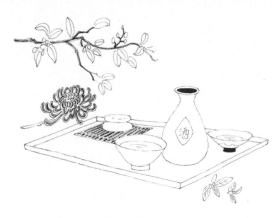

　　晋代陶渊明有"酒能祛百病，菊解制颓龄"之说。

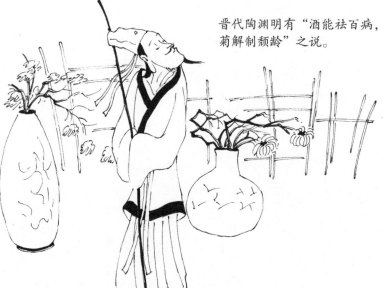

　　时逢佳节，清秋气爽，菊花盛开，窗前篱下，片片金黄。除登高插茱萸外，亲友们三五相邀，同饮菊酒，共赏黄花，确实别有一番情趣。

菊花饮

"研暖春风荡物华，初回午梦颇思茶。难寻北苑浮香雪，且就东篱撷嫩芽。"清香宜人的甘菊适合泡茶饮用，苏杭一带产的白菊更是上选。菊花茶香气浓郁，提神醒脑，而且有疏风清热、养肝明目、降压通脉的作用。

菊花山楂茶

材料：菊花 10 克，山楂、金银花各 10 克。

制法：将上物泡茶饮用。

功效：能消脂降压、减肥轻身，适用于肥胖症、高脂血症和高血压患者。

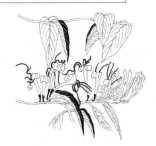
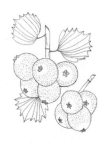

三花茶

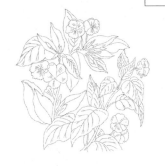

材料：菊花、金银花、茉莉花各 10 克。

制法：泡水作茶饮。

功效：能清热解毒，适用于防治风热感冒、咽喉肿痛、痈疮等，常服可降火，有宁神静思的效用。

菊花蜜饮

材料：菊花 50 克，蜂蜜适量。

制法：菊花加 20 毫升水，稍煮后保温 30 分钟，过滤后加入适量蜂蜜，搅匀之后饮用。

功效：养肝明目、生津止渴、清心健脑、润肠等。

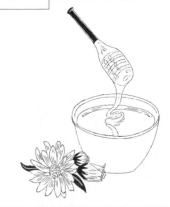

菊花酒药剂

　　菊花酒能疏风除热、养肝明目、消炎解毒，故具有较高的药用价值。明代医药学家李时珍指出，菊花具有"治头风、明耳目、去痿瘅、治百病"的功效。

枸杞菊花酒

材料： 枸杞子500克，甘菊花20克，麦门冬100克，曲250克，糯米7.5千克。

制法： 将上药煮烂，连汁和曲、米如常法酿酒。酒熟压去糟，收贮备用。

主治： 虚劳精损，阳痿遗精，肾虚消渴，腰背疼痛，足膝酸软，头晕目暗，视物模糊，迎风流泪，肺燥咳嗽。

用法： 每次饭前饮1~2小杯，每日早、晚各1次。

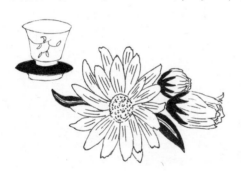

　　菊花疏散风热、清肝明目，且有通利血脉的作用。

　　枸杞子，润而滋，能退热，而专于补肾，润肺，生津，益气，为肝肾真阴不足、劳乏内热补益之要药。

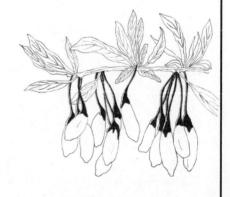

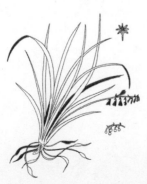

　　麦门冬养阴润肺，清心除烦，益胃生津，延年益寿。

斗蟋蟀

白露、秋分和寒露，是老北京人斗蟋蟀的高潮期。蟋蟀也叫促织，一般听见蟋蟀叫就意味着入秋了，天气渐凉，提醒人们该准备过冬的衣服了，故有"促织鸣，懒妇惊"之说。

斗蟋蟀始于唐代，盛行于宋代。清代时，活动益发讲究，选蟋蟀要求无"四病"（仰头、卷须、练牙、踢腿），外观颜色也有尊卑之分，有"白不如黑，黑不如赤、赤不如黄"之说。

《诗经·七月》中也有语："七月在野，八月在宇，九月在户，十月蟋蟀入我床下。"

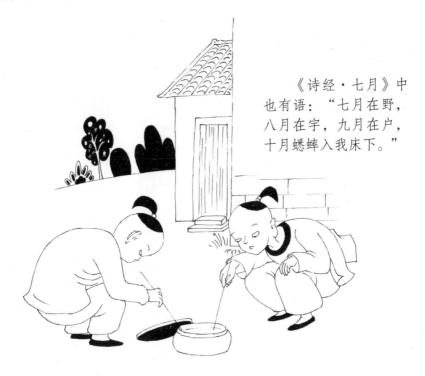

古时娱乐性的斗蟋蟀，通常是在陶制的或瓷制的蛐蛐罐中进行。两雄相遇，一场激战就开始了。

最善斗的当属蟋蟀科的墨蛉，中国民间百姓称为黑头将军。一只既能鸣又善斗的好蟋蟀，不但会成为斗蛐蛐者的荣耀，同样会成为蟋蟀王国中的王者。

寒露吃芝麻

寒露到，天气由凉爽转向寒冷。这时人们应养阴防燥、润肺益胃。因此，民间就有了"寒露吃芝麻"的习俗。在北京，与芝麻有关的食品都成了寒露前后的热门货，如芝麻酥、芝麻绿豆糕、芝麻烧饼等。

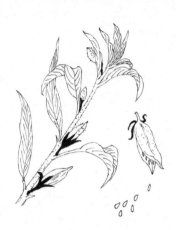

芝麻分为白芝麻、黑芝麻。食用以白芝麻为好，药用以黑芝麻为好。

《本草经疏》载：芝麻"气味和平，不寒不热，益脾胃、补肝肾之佳谷也"。对肝肾不足、虚风眩晕、风痹瘫痪、大便秘结、须发早白、妇人乳少、病后虚羸等病证均有确切的治疗作用。

黑芝麻菠菜酪

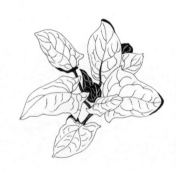

材料： 鸡蛋2个，菠菜150克，玉米淀粉10克，盐适量，黑芝麻10克，油适量。

制法： 菠菜洗净焯水，捞后控水，再将菠菜切碎；玉米淀粉加适量水化开，打入鸡蛋，搅拌均匀后加盐和菠菜拌匀。碗中刷一层油，将拌好的菠菜倒入，撒上黑芝麻，放入锅里蒸10分钟即可。

功效： 清理肠胃热毒，保持排泄通畅。适于治疗身体虚弱、贫血、大便燥结等症状。

牛乳蜂蜜芝麻饮

材料： 牛乳250毫升，蜂蜜30克，芝麻15克。

制法： 先将芝麻炒香，研末；牛乳、蜂蜜混匀，煮沸后调入芝麻末，每日晨起空腹饮用。

功效： 养阴生精，润肠通便。适用于阴亏液燥之老年人，习惯性便秘及产后阴血亏虚之大便干结者。

黑芝麻桑葚羹

材料： 黑芝麻、桑葚各 60 克，大米 30 克，白糖 10 克。

制法： 将大米、黑芝麻、桑葚洗净，同放入石钵中捣烂。先在砂锅中放 3 碗清水，煮沸后放入白糖，再将捣烂的大米、黑芝麻、桑葚浆缓缓倒入，煮成糊状即可食用。

功效： 补肝肾、润五脏、祛风湿、清虚火。常服可治须发早白、虚风眩晕等症。

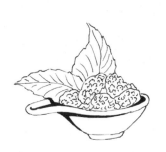
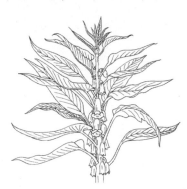

芝麻玫瑰饼

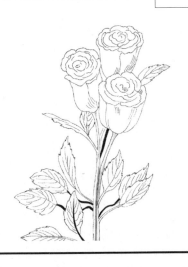

材料： 芝麻 1 把、玫瑰花 1 朵、鸡蛋 1 个、面粉 1 碗。

制法： 将芝麻洗净，玫瑰花瓣切丝备用；面粉加水调成稀面糊，打入鸡蛋混合均匀，加入芝麻、玫瑰花瓣及盐；平底锅烧热放油，油热后倒入面糊，摊成厚度约 0.5 厘米的薄饼；当薄饼两面都呈金黄色时起锅，将面饼切成小块后装盘即可。

功效： 理气解郁、活血散瘀。

秋钓

在秋天，鱼儿一般是聚集在水域的边缘区域觅食。寒露时节，天气也渐渐转凉，这时候鱼儿也开始大范围地活动和觅食，为过冬储存能量，所以这个时间也是最适合钓鱼的时候，因此，这个时间钓鱼要钓边缘区域。

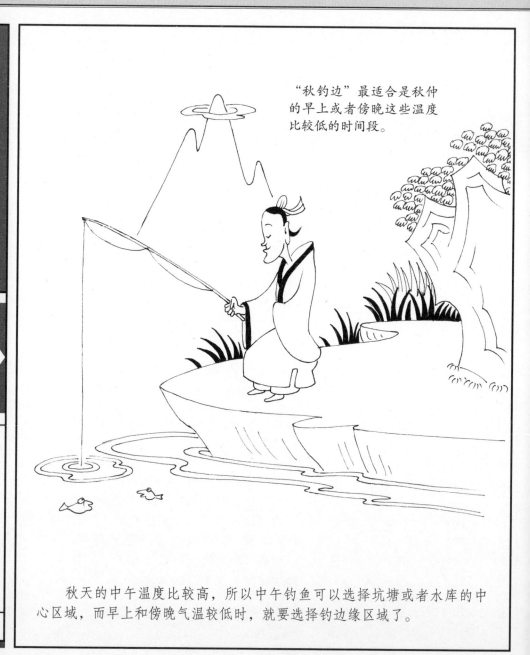

"秋钓边"最适合是秋仲的早上或者傍晚这些温度比较低的时间段。

秋天的中午温度比较高，所以中午钓鱼可以选择坑塘或者水库的中心区域，而早上和傍晚气温较低时，就要选择钓边缘区域了。

说起秋钓边，但是并不是进入冬天就要开始钓边缘区域，一般是在中秋节过后温度开始大幅度下降的时候。这个时间才是钓边缘的黄金时期。

温度很低或者开始大幅度下降时，鱼儿会去找寻温度较高的区域。靠近岸边的位置是相对来说水温比较高的区域。所以，大量的鱼儿会在这些区域觅食和活动。

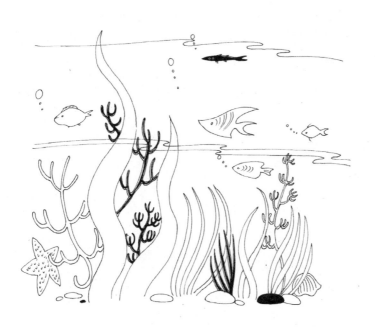

秋钓边选择的钓点是岸边，因此不能使用伸竿钓法，而是要选择长竿抛的钓法。这样可以很好地保证与落饵点的距离，还能有效地避免人影对鱼儿咬钩的影响。

秋天钓边的饵料最好选择腥味比较重的蛋白饵料，天气比较冷时，鱼儿对腥味的敏感度会更高，诱鱼效果也会更好。

寒露养生大攻略

天凉露水重，警惕心脑血管病

夜夜把足洗，肾好不遭寒气袭

寒露燥气不减，莫让秀发去无踪

重阳登高解秋郁，秋风送爽宜出游

寒露饮食养生，进补、排毒双管齐下

寒露时节，衣食住行

天凉露水重，警惕心脑血管病

寒露的气候特点

　　寒露时节，天气由凉爽转向寒冷。这个节气天气变化无常，昼夜温差较大，总的说来就是一个"寒"字，人体肌表亦处于疏泄与致密交替之际，此时若受到一些冷空气的刺激，身体就容易患病或旧疾复发。

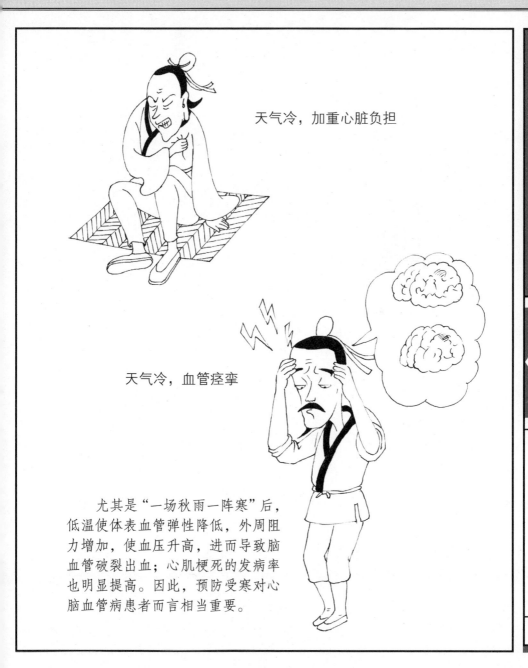

天气冷，加重心脏负担

天气冷，血管痉挛

　　尤其是"一场秋雨一阵寒"后，低温使体表血管弹性降低，外周阻力增加，使血压升高，进而导致脑血管破裂出血；心肌梗死的发病率也明显提高。因此，预防受寒对心脑血管病患者而言相当重要。

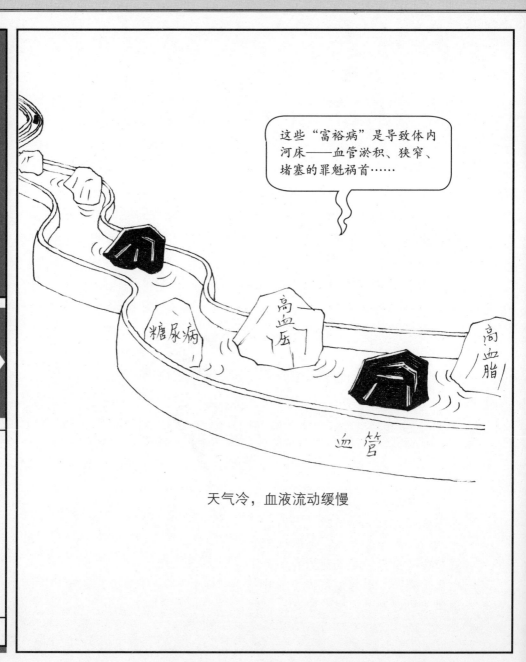

天气冷，血液流动缓慢

寒露的生活习惯

　　一进入秋季，气温开始变得越来越凉，不少人胃口也逐渐越来越好，有的甚至开始大张旗鼓地肆意进补，隔三岔五易贪食肥膏厚腻的食物。还时常因工作需要喝酒应酬也多了起来，加上冬季即将来临，人们的活动量却日趋渐少。因此，以上有损身体健康习惯一定要敬而远之。

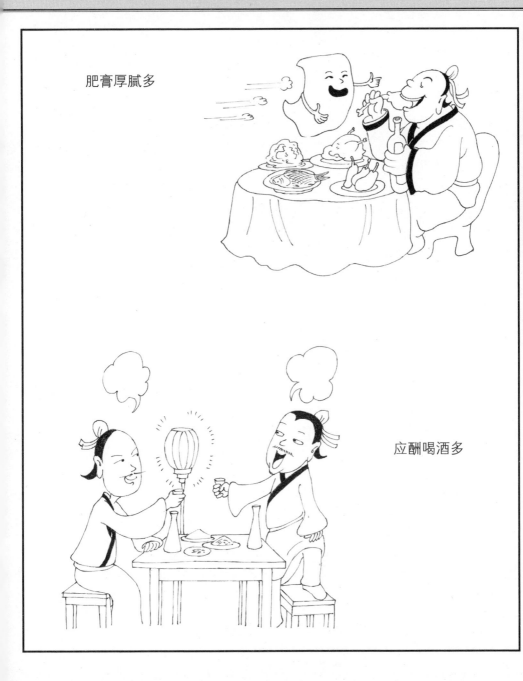

肥膏厚腻多

应酬喝酒多

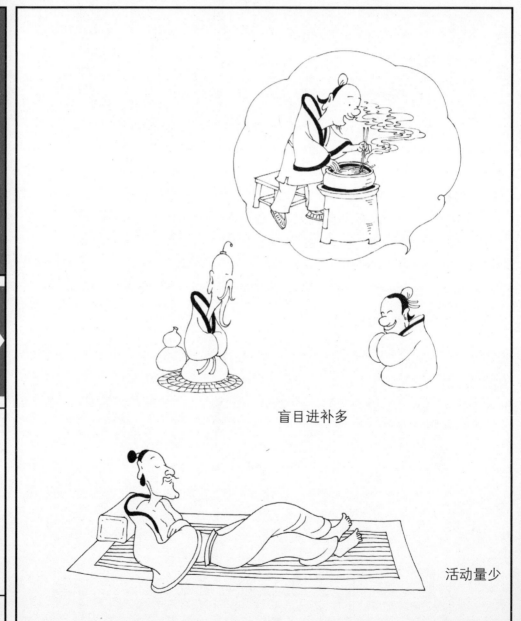

盲目进补多

活动量少

不可不知的高血压小常识

高血压的分类：因其他疾病引起的高血压，称为继发性高血压；继发性高血压的病因治愈后，高血压就可治愈。原因不明的高血压，叫原发性高血压。而原发性高血压可以控制，但不能治愈。

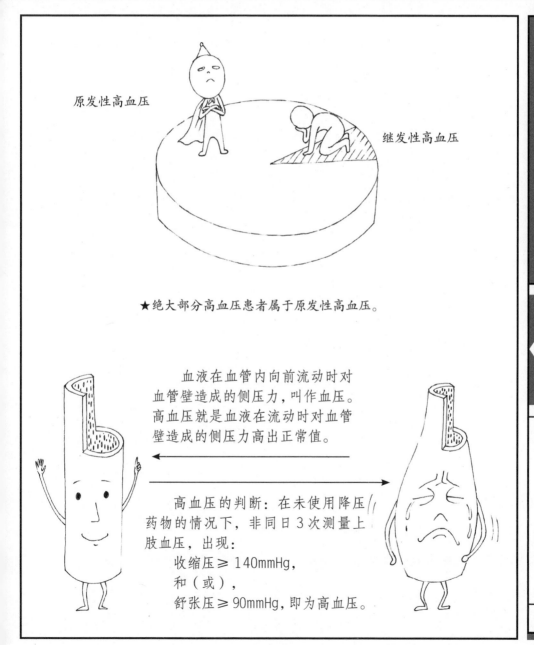

原发性高血压

继发性高血压

★绝大部分高血压患者属于原发性高血压。

血液在血管内向前流动时对血管壁造成的侧压力，叫作血压。高血压就是血液在流动时对血管壁造成的侧压力高出正常值。

高血压的判断：在未使用降压药物的情况下，非同日3次测量上肢血压，出现：

收缩压 ≥ 140mmHg，

和（或），

舒张压 ≥ 90mmHg，即为高血压。

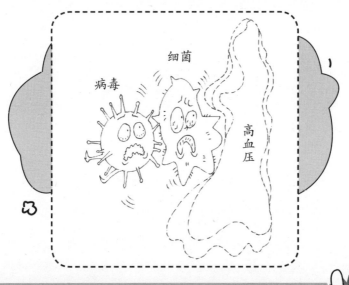

细菌

病毒

高血压

高血压与病毒和细菌不同，它既看不见又摸不着，一旦发病，便与患者如影随形，挥之不去。

　　高血压的危害非常大，长期不控制会引起动脉硬化，导致心、脑、肾、眼等靶器官损害。血压越高、持续时间越长、伴随的危险因素越多，靶器官损害的程度就会越严重，心血管病的发病风险也就越大。

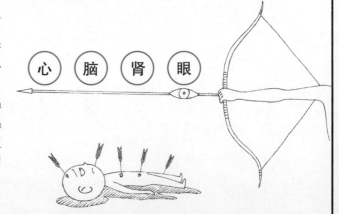

心　脑　肾　眼

诱发高血压的危险因素

　　高盐饮食、肥胖、吸烟、过量饮酒、体力活动不足、长期精神紧张。

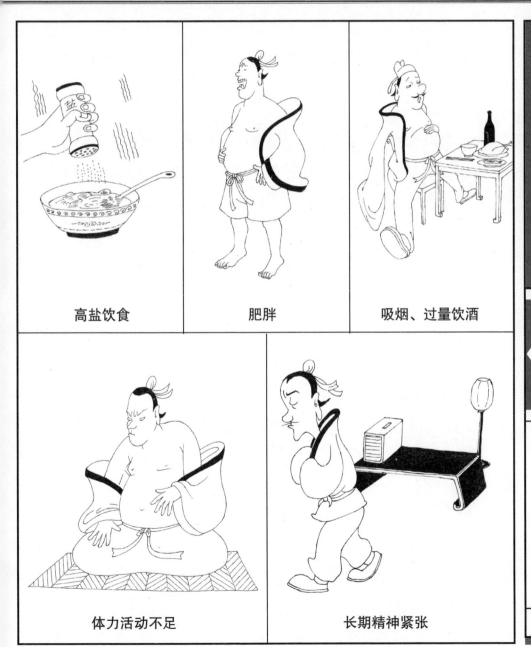

高盐饮食	肥胖	吸烟、过量饮酒

体力活动不足	长期精神紧张

高血压如何导致脑血栓、脑溢血

　　高血压加速脑动脉血管硬化，硬化的血管管腔变窄，发生堵塞，血流中断，引发脑血栓。

　　当情绪激动、过度兴奋或剧烈运动时，血压急剧升高，硬化的血管破裂出血，造成脑溢血。

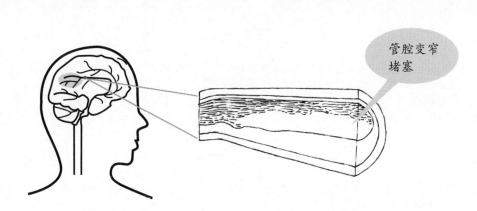

管腔变窄
堵塞

高血压加速脑动脉血管硬化，硬化的血管管腔变窄，
发生堵塞，血流中断，引发脑血栓。

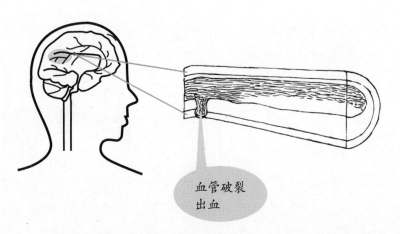

血管破裂
出血

当情绪激动、过度兴奋或剧烈运动时，血压急剧升高，
硬化的血管破裂出血，造成脑溢血。

高血压如何导致冠心病

　　高血压加速心脏动脉粥样硬化进程，同时使心脏的需氧量增加；发生动脉粥样硬化的血管管腔变窄，血流变细或中断，引发心绞痛、心肌梗死。

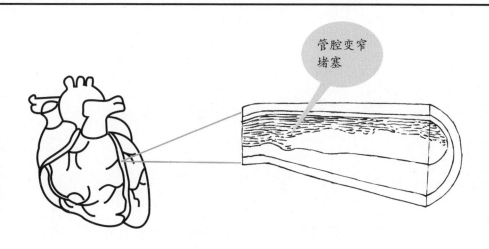

管腔变窄
堵塞

　　高血压加速心脏动脉粥样硬化进程，同时使心脏的需氧量增加；发生动脉粥样硬化的血管管腔变窄，血流变细或中断，引发心绞痛、心肌梗死。

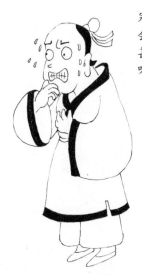

冠心病急性发作时，患者会出现胸痛、大汗淋漓，甚至会出现突然心跳、呼吸停止的症状。

发作时，应停止一切活动，安静休息，去除情绪激动等诱因。

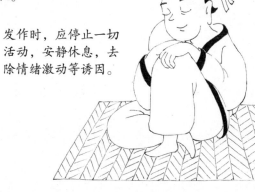

高血压如何导致肾功能衰竭

　　高血压导致肾功能衰竭，在临床上称之为高血压肾损害。其主要原因就是出现肾脏小血管的病变，引起缺血性肾病，可以导致肾小球硬化，这个疾病发展到最终阶段就是尿毒症。

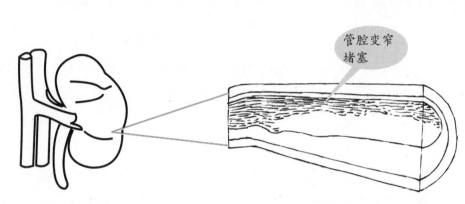

管腔变窄堵塞

　　高血压与肾脏损害形成恶性循环，一方面，高血压引起肾脏损害，另一方面，肾脏损害加重高血压。急骤发展的高血压可引起广泛的肾小动脉弥漫性硬化，引发尿毒症。

　　肾功能异常时，体内多余的水分、毒素将无法正常代谢，累积在体内便形成尿毒症。

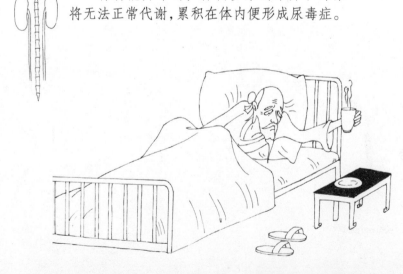

　　尿毒症将逐步影响正常器官运作，严重的甚至导致死亡。

防治高血压，生活习惯是基础

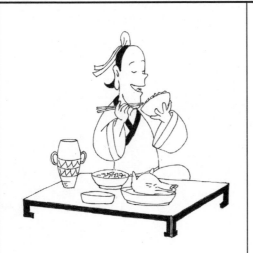

多菜少肉，七八分饱；少油少盐，戒烟限酒。

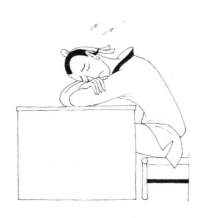

子午觉不能少，寒添衣，热脱袄。

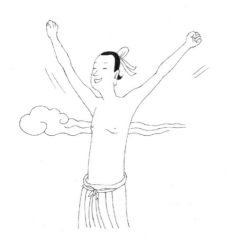

正面思维，平和心态，舒缓情绪。

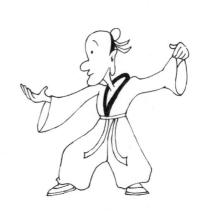

运动要坚持，量力而行，必待日光。

经络按摩，防治高血压

手部按摩：大脑反射区、合谷穴。

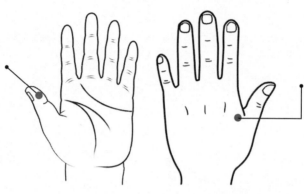

大脑反射区

位于双手掌侧，拇指指腹全部。左半脑反射区在右手上，右半脑反射区在左手上。

合谷穴

位于手背，第1、2掌骨间，当第2掌骨桡侧的中点处。

大脑反射区

以拇指指腹揉按大脑反射区3～5分钟，力度以感到酸痛为宜。此法可以调节神经系统，对控制、稳定血压有奇效。

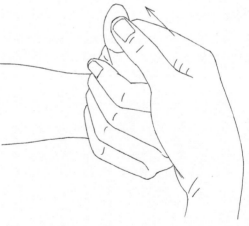

合谷穴

找准合谷穴，以拇指指腹重力揉按合谷穴约3分钟。合谷穴即虎口，是人体六大生命养生要穴之一。常按合谷，可使气血充盈、通畅，达到健康养生的目的。

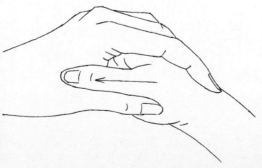

足部按摩：大脑、小脑及脑干、心、肾上腺、肾、输尿管、膀胱反射区。

大脑反射区

位于双足底，踇趾趾腹肉球的全部所形成的区域。

小脑及脑干反射区

位于双足踇趾趾腹根部靠近第2节趾骨处。左半部分小脑及脑干反射区在右足上，右半部分小脑及脑干反射区在左足上。

肾反射区

位于双足底，中央人字形交叉后方中央凹陷处。

膀胱反射区

位于内踝前下方，双足底内侧，舟骨下方，展肌侧旁，呈弧状带分布。

肾上腺反射区

位于双足底，第1跖骨与踇趾关节所形成的"人"字形交叉的稍外侧。

心反射区

位于左足底，第4、5跖骨间，在肺的反射区后方(向足跟方向)。

输尿管反射区

位于双足底，肾反射区与膀胱反射区中间，呈线状分布。

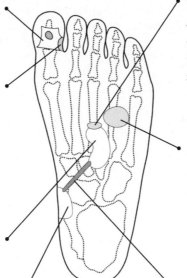

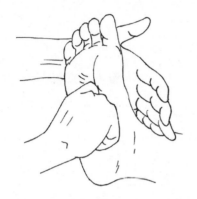

肾上腺、肾、输尿管、膀胱反射区

　　找准肾上腺、肾、输尿管、膀胱反射区，以示指近节指间关节顶点施力或以拇指指腹各揉按3～5分钟，力度以感到酸痛为宜。

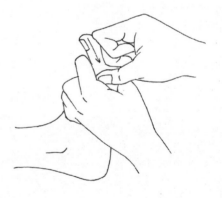

大脑、小脑及脑干反射区

　　找准大脑、小脑及脑干反射区（也可用发卡刺激），以示指近节指间关节顶点施力或以拇指指腹各揉按3～5分钟，力度以感到酸痛为宜。

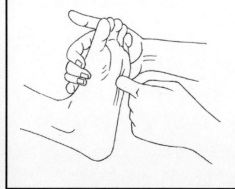

心反射区

　　以示指近节指间关节顶点施力或以拇指指腹揉按心反射区3～5分钟，力度以感到酸痛为宜。

十指梳头：稳血压保健康。

按摩曲池和涌泉：平息怒气降血压。

丘处机在《摄生消息论》说："夏三月，每日梳头一、二百下，不得梳着头皮，当在无风处梳之，自然去风明目矣。"双手十指分开，微曲，从前发际梳到后发际18~36次。经常为之，有利阳气的疏发，还可以调理高血压性头昏，头痛，神经衰弱，失眠健忘等。

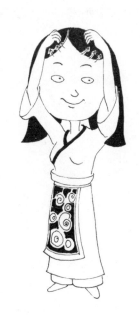

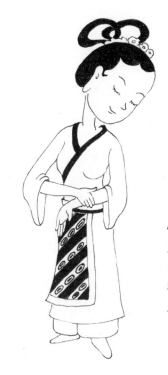

常按曲池可用来泻热。如果心情烦躁，心里憋闷时，可以尝试将大拇指按在曲池穴，做前后方向拨动，这时会感觉到酸胀感，以此表明，心火有所下降。高血压、高血糖的中老年患者每天点揉此穴对控制血压、血糖也很有帮助。

饮食疗法防治高血压

图解百姓天天养生丛书

食疗方	制法用法
芹菜粥	芹菜连根120克，粳米250克。将芹菜洗净，切成2厘米长的段，粳米淘净。芹菜，粳米放入锅内，加清水适量，用武火烧沸后转文火炖至米烂成粥，再加少许盐和味精，搅匀即成
菊花粥	菊花末15克，粳米100克。菊花摘去蒂，上笼蒸后，取出晒干或阴干，然后磨成细末。粳米淘净入锅内，加清水适量，用武火烧沸后，转用文火煮至半成熟，再加菊花细末，继续文火煮至米烂成粥。每日两次，晚餐食用
绿豆海带粥	绿豆、海带各100克，大米适量。将海带切碎与其他2味同煮成粥。可长期当晚餐食用
荷叶粥	鲜荷叶1张，粳米100克，冰糖少许。将鲜荷叶洗净煎汤，再用荷叶汤同粳米、冰糖煮粥。早晚餐温热食
醋泡花生米	生花生米浸泡醋中，5日后食用，每天早上吃10～15粒，有降压、止血及降低胆固醇作用
糖醋蒜	糖、醋浸泡1个月以上的大蒜瓣若干，每天吃6瓣蒜，并饮其糖醋汁20毫升，连服1个月，适用于顽固性高血压
罗布麻五味子茶	罗布麻叶6克，五味子5克，冰糖适量，开水冲泡代茶饮。常饮此茶可降压，改善高血压症状，并可防治冠心病

健康顺时生活秋分寒露霜降篇

食疗方	制法用法
何首乌 大枣粥	何首乌60克，加水煎浓汁，去渣后加粳米100克、大枣3～5枚、冰糖适量，同煮为粥，早晚食之，有补肝肾、益精血、乌发、降血压之功效
淡菜 荠菜汤	淡菜、荠菜或芹菜各10～30克，每日煮汤喝，15日为1个疗程，对降压有效
胡萝卜汁	胡萝卜汁，每天饮1000毫升，分次饮服。医学研究证明，高血压患者饮胡萝卜汁，有明显的降压作用
灵芝汤	将灵芝切成碎片，放入锅中，加清水适量，文火炖2小时，取汤加蜂蜜，早晚各服用1次，可降血压
胡萝卜粥	鲜胡萝卜120克，切碎；同粳米100克，同煮为粥食用
大蒜粥	大蒜30克，放入沸水中煮1分钟后捞出，再取粳米100克放入煮蒜水中煮成稀粥后，重新放入大蒜再煮10分钟即可
葛根粉粥	用葛根粉30克，粳米100克同煮为粥，作为早餐食用

夜夜把足洗，肾好不遭寒气袭

寒露过后，昼夜温差变化增大，寒而复暖，暖后又寒，而足位于人体的最底下，距心脏的位置最远，血液循环最为不畅。一旦双足受寒邪侵袭，会反射性地引起呼吸道黏膜毛细血管收缩，使抗病能力下降，导致上呼吸道感染，引发感冒、支气管炎、消化不良、失眠等病症。

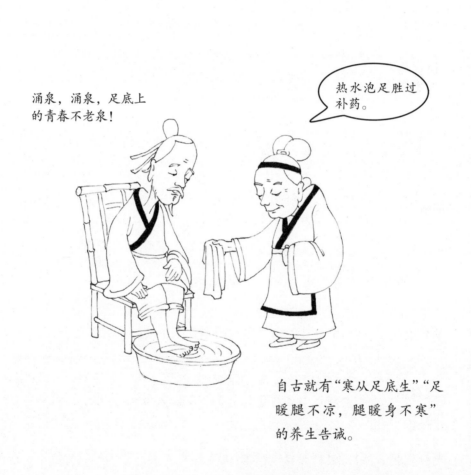

涌泉，涌泉，足底上的青春不老泉！

热水泡足胜过补药。

自古就有"寒从足底生""足暖腿不凉，腿暖身不寒"的养生告诫。

足底是各经络起止的汇聚处，汇集了很多穴位。如足面属于胃经，足底涌泉穴连着肾经，足大趾外侧属于脾经，足小趾外侧属于膀胱经。胃的经络通过足的第二趾和第三趾之间，胃经络的原穴也在足趾的关节部位。经常进行足部按摩或足浴，能帮助人体内环境得到调节与平衡，增强免疫功能，达到调理脏腑、舒经活络的功效。

寒露经络养生

　　膀胱经是人体当中穴位最多的一条经，其经上的每一穴都是人体当中的一味"大药"。不论是眼疾，腿疾，还是脊柱方面的问题，都可以找膀胱经上的"大药"来解决。

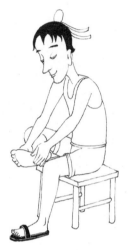

足心"大药"为涌泉穴，常搓涌泉穴可以防治健忘、失眠、消化不良、食欲减退等病症。

常搓足心好睡眠

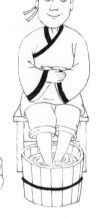

　　经常按摩足心能使人精力旺盛，体质增强，防病能力增强。每天坚持搓左右足心各 100 下。

　　泡洗过程中，足应在药中不停地活动，让足底接受药渣轻微的物理刺激。泡至全身微微渗汗为宜。

　　也可遵医嘱在水中加入适量的中药方剂：
　　气虚者可选用党参、黄芪、白术等补气药。
　　皮肤干燥者可选择桂枝、金银花、红花等补血药。
　　高血压患者可用菊花、枸杞子、桑叶枝、丹参等。

　　将这些中药每样取用 15～20 克，用砂锅煎煮，然后将煎好的药液去渣倒进桶里，再加入热水，即成适合泡足的药液。注意：水不要一次性地注到位，以免过凉，药液量最好浸没踝关节。

寒露燥气不减，莫让秀发去无踪

寒露时节，伴随自然万物的萎黄干枯，人体也反映出"津干液燥"的征象。很多人发质越来越糟，头皮屑、干枯等问题加重。

中医解读护发

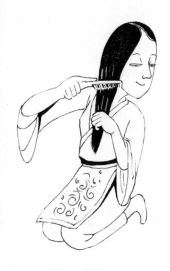

当肾的精气盛衰，头发会柔黑润滑。如果出现脱发、白发现象，大多是肾中精气亏损的缘故。

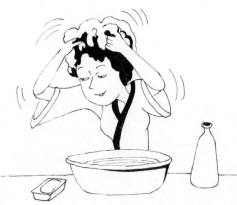

秋季干燥易伤肺，肺主皮毛，肺气虚弱则毛发不固，不仅使头发缺乏营养，还会使头发枯黄无泽，最后的结果必然导致大量脱发。

《素问·六节藏象论》记载："肾者，封藏之本，精之处也。其华在发，其充在骨。"意思是说，头发是肾的花朵，而肾藏精，精又能化血而充养头发。《素问·六节藏象论》还记载："肺者，气之本，魄之处也，其华在毛，其充在皮。"意指肺为气之根本，为魄所居之处。

养血补肾要注重，一头乌发少不了

　　平时多食用具有养血补肾的食品，如花生、核桃、黑芝麻、黑豆、黑木耳等。这些食物中都含有丰富的蛋白质及头发生长和健美所需要的微量元素。尤其是花生，生发、乌发效果极佳。

　　建议每天吃适量生花生 20～50 克，吃时要连着红衣一起吃，它能使头发更加乌黑亮丽。此外，肉类、蛋类、鱼类、豆制品也要适量摄取。

饮食固发

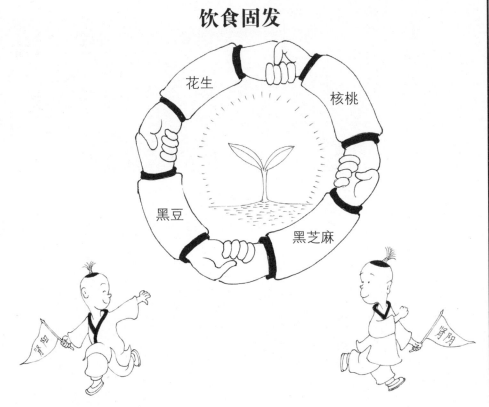

养发四要

除了加强饮食营养外，还要注意以下几点：

1. 常用木梳或牛角梳梳理头发，可促进新陈代谢，使秀发乌黑亮泽。
2. 睡眠对头发的养护也很重要，要保证充足的睡眠和休息。
3. 避免烫发、染发，洗发时使用天然洗发液。
4. 头发的健康与心境有很大的关系。平时要保持好心境，戒燥戒怒。

强肾固精，治病健体

中医认为，肾为"藏精之所，主骨生髓，主生殖"，能化育无数生命（精子、卵子），堪称"人体生命力的发动机"。

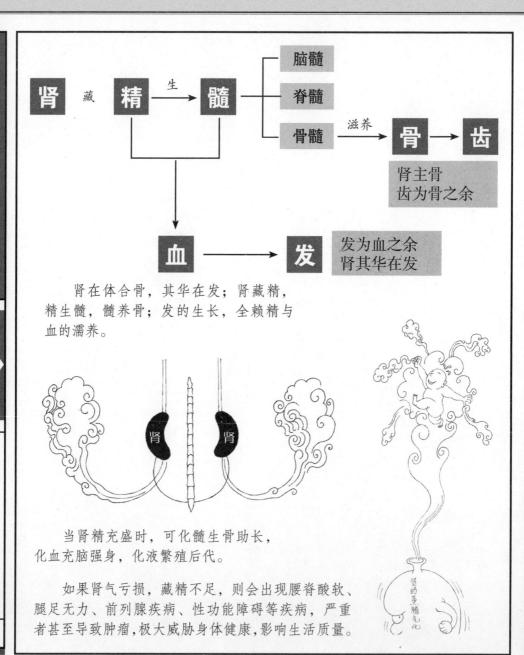

肾在体合骨，其华在发；肾藏精，精生髓，髓养骨；发的生长，全赖精与血的濡养。

当肾精充盛时，可化髓生骨助长，化血充脑强身，化液繁殖后代。

如果肾气亏损，藏精不足，则会出现腰脊酸软、腿足无力、前列腺疾病、性功能障碍等疾病，严重者甚至导致肿瘤，极大威胁身体健康，影响生活质量。

经络按摩，强肾生精固发

　　手部按摩：肾点、命门点反射区。

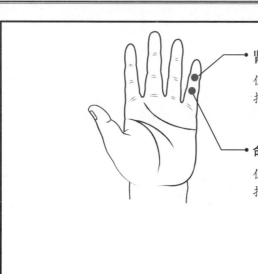

肾点

位于手掌面，小指远节指间关节横纹的中央。

命门点

位于手掌面，小指近节指间关节横纹的中央。

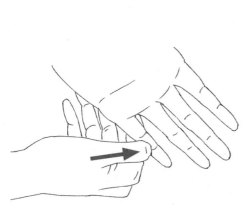

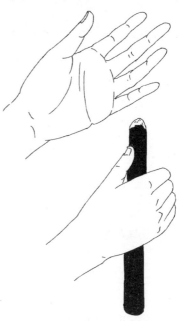

肾点反射区

　　以拇指指腹按压肾点，力度略大，以感觉胀痛为止，每日做 10 ~ 20 次，每次 2 分钟。此法对遗尿、尿频、各种肾病有很好的缓解作用。

命门点反射区

　　用艾炷刺激命门点，每次做 10 ~ 20 次，每次 2 分钟。此法可有效治疗肾虚所致的阳痿、遗精和腰痛等症。

足部按摩：大脑、颈项、甲状腺、前列腺、生殖腺反射区。

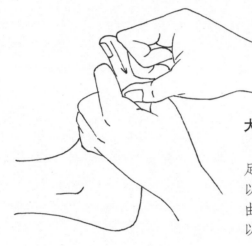

大脑反射区

　　找准大脑反射区，一手握足，另一手半握拳，示指弯曲，以示指近节指间关节顶点施力，由足蹞趾趾端向根部按摩，力度以反射区产生酸痛为宜。

颈项反射区

　　找准颈项反射区，一手握足，另一手以拇指指腹施力，沿着蹞趾根部，由外向内旋转，力度以反射区产生酸痛为宜。

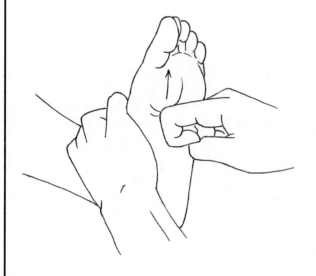

甲状腺反射区

　　找准甲状腺反射区，一手握足，另一手以拇指固定，示指弯曲呈镰刀状，以示指侧缘施力，由下向上按摩，力度以反射区产生酸痛为宜。

前列腺、生殖腺反射区

　　找准前列腺、生殖腺反射区，一手握足，另一手以拇指固定，示指弯曲呈镰刀状，以示指侧缘施力，由下向上按摩，力度以反射区产生酸痛为宜。

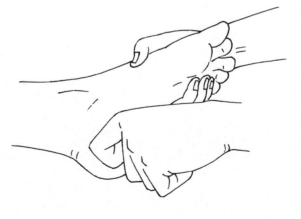

重阳登高解秋郁，秋风送爽宜出游

寒露时节，花木凋零，秋风萧瑟，容易使人们（特别是老年人和在外游子）触景生情，产生一种说不出来的惆怅。正如宋代医学家陈直所说："秋时凄风惨雨，多动伤感，若颜色不乐，便须多方诱悦，使役其心神，则忘其秋思。"

图解百姓天天养生丛书

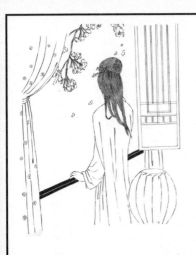

黛玉听着暗夜中淅淅沥沥的雨点敲打着窗棂，想着自己凄凉的身世和未来渺茫的前程，怎能不痛断肝肠。

曹雪芹在《红楼梦》中写道"已觉秋窗秋不尽，那堪秋雨助凄凉"，更是写尽了秋日的凄凉和忧愁。但是，如果过度的悲伤，不仅使人的食欲下降，还会影响人的神经系统，甚至诱发秋季抑郁症。

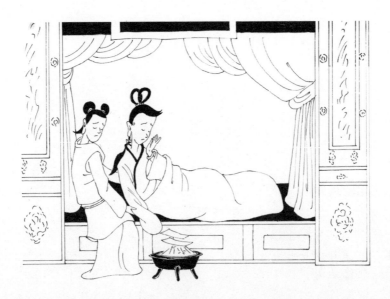

"助秋风雨来何速，惊破秋窗秋梦绿"，突然到来的秋风秋雨，惊破了黛玉绿色的幻梦，预感到自己短暂的青春年华就要逝去了。对黛玉将来因悲愁泪尽而死，《秋窗风雨夕》是一次重要的铺垫。

秋天养"神"不抑郁

进入深秋，万物在自然之气的安排下皆做收敛状。人要顺应天时养命，也必然要顺应这一法则，就是秋气要养"收"，收敛神志，修身养性。

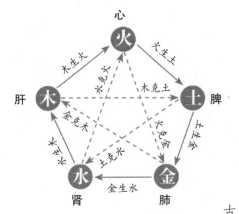

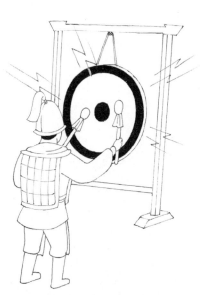

按照与五行的对应关系，秋季属金，金有收敛的特性。

古时候打仗，上阵的时候要擂鼓助威，鼓属木，木为肝胆，主生发；擂鼓能调动士兵的肝胆之气，使其奋勇杀敌。

而战役结束的时候，却是要"鸣金收兵"，金锣一响，与木相克，士兵在外的胆气也就被收回来了。

顺应节气的特点，秋季养"收"也要使神志收敛、不外放。因为除了收敛的特质，金还主杀伐，有拢杀之气。就像古时候对判死刑人处置也都是"秋后问斩"。这时若一个人的心神外越，必然会受到外环境杀伐之气的斩杀。

"神"是形的主宰，如果"神"被扼杀，体现在情志上就会产生悲戚的感情。

因外环境草枯叶落、花木凋零，其散发的信息能量也能影响人体，加重这种情绪。

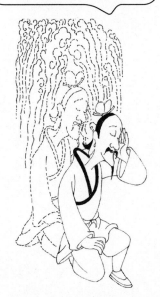

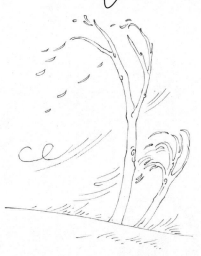

　　根据五行的归属分类来看，秋内应于肺，肺在志为悲(忧)，悲忧易伤肺，肺气虚则机体对不良刺激的耐受性下降，所以易生悲秋之情怀。

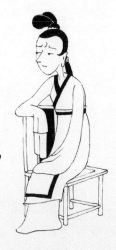

女性本身就心思细腻，情感脆弱，再加上外界环境的种种影响，也就容易在秋天出现情志失调，患上所谓的"秋季抑郁症"。

收敛心神、平和情志

　　人有喜、怒、忧、思、悲、恐、惊七种情志，其中任何一种情绪的突然发生或失控，都会引起人整个精神、心理上的波动，从而导致人体整个内环境的失衡。所以，秋季的平补之法，要把神补放在头等地位，注重收敛心神、平和情志。

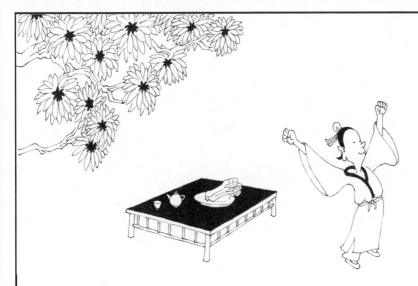

为了避免秋郁，要调达情志、培养乐观情绪、保持内心的淡定和从容。

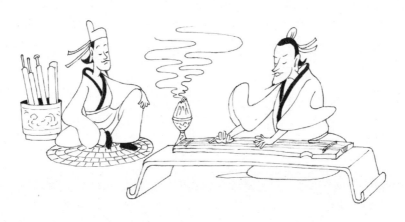

　　循其古人之纲，做到"使志安宁，以缓秋刑，收敛神气，使秋气平，无外其志，使肺气清，此秋气之应，养收之道也"。

秋季登高，就是最好的运动

　　高山上，山高气寒，人体阳气内敛，耗散少，所以会少病而多寿。登高又可以望远，视野开阔，人的胸襟也能展开，心情愉悦，气血才能和畅。

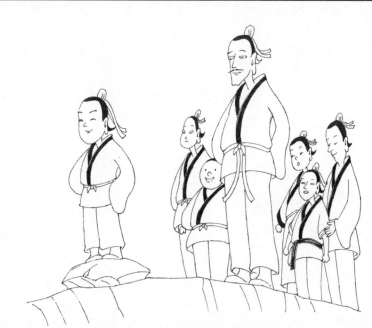

　　重阳节登高，通过与自然的接触，能缓解压力，使忧郁愁烦顿消。中医学认为，这个时令登高远眺，既可欣赏美景，又能陶冶情操。

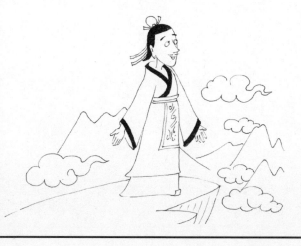

　　心情抑郁者还能通过登高，高喊几声呼出胸中浊气，对抑制悲伤的情绪大有好处。

寒露饮食养生，进补、排毒双管齐下

寒露时节，天气越来越冷，为了增强抵抗力，很多人开始进补，这样将会加快体内新陈代谢。毒素如果不能及时排出体外，就会严重影响身体健康。所以，寒露不仅要适当进补，还要将体内毒素排彻底。

香菇冬瓜球

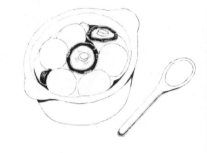

材料： 香菇50克，冬瓜300克，植物油、盐、姜丝、味精、香油、鸡汤、水淀粉各适量。

做法： 香菇泡发，洗净；冬瓜去皮洗净，用钢球勺挖成圆球备用。将锅内放入适量植物油烧熟，下姜丝煸炒出香味，入香菇继续煸炒数分钟后，倒入适量鸡汤煮沸；将冬瓜球下锅烧至熟时，用水淀粉勾芡，翻炒几下放入味精、盐，淋上香油，出锅即可。

功效： 补益肠胃，生津除烦。

甘蔗粥

材料： 甘蔗汁800毫升，高粱米200克，清水适量。

做法： 高粱米淘洗干净，将甘蔗汁与高粱米一起放入锅中，再加入适量的清水，煮成薄粥即可。

功效： 补脾消食，清热生津。

银耳梨饮

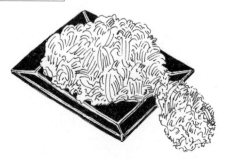

材料： 水发银耳10克，梨200克。

做法： 将梨去皮核后切片，加水适量，与水发银耳同煮至汤稠，再加入冰糖煮化即可。

功效： 养阴清热，润肺止咳。

寒露时节食疗进补

　　寒露时节宜多选甘寒滋润之品如选用西洋参、燕窝、蛤士蟆油、沙参、石斛、玉竹等，这些都是秋季进补的精品。

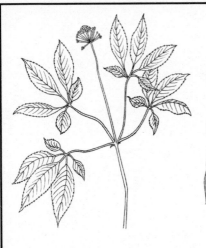

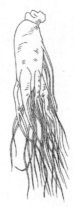

　　西洋参味苦，微甘，性凉，入心、肺、肾经，有补气养阴、清虚火、生津液的作用，适用于气阴不足、津少口渴、肺虚咳嗽、虚热烦躁等症。

　　燕窝味甘，性平，入肺、胃、肾经，有益虚补损、滋阴润燥、化痰止嗽之功，常用于肺肾不足引起的咳嗽气急等症。

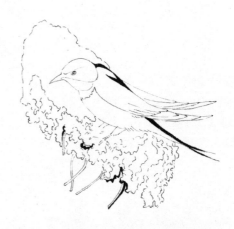

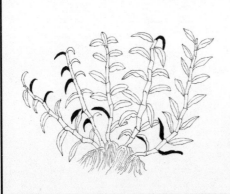

　　石斛（枫斗）味甘、性微寒，入肺、胃、肾经，有滋阴润肺，益胃补肾，健脑明目，降火良药，并具生津止渴，补五脏虚劳，清肺止咳，防感冒等功效。

哈士蟆油味甘、咸，性平，入肺、肾经，有填精益阴润肺的作用，适用于体虚羸弱、肺痨咯血、燥咳日久等症。

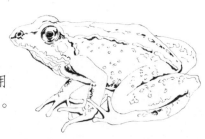

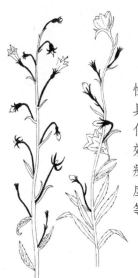

沙参味甘、微苦，性微寒。归肺、胃经。具有养阴清热、润肺化痰、益胃生津等功效，适用于阴虚久咳、痨嗽痰血、燥咳痰少、虚热喉痹、津伤口渴等症。

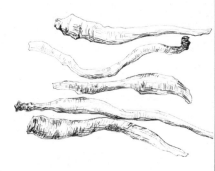

玉竹味甘、微寒，归肺、胃经，具有养阴润燥、生津止渴等功效。临床用于以下疾病：一是肺阴虚证，能养肺阴、清肺热，与沙参、麦冬、桑叶同用；二是玉竹滋阴而不碍邪，可使发汗而不伤；三是胃阴虚证，能养胃阴、清胃热，治疗胃热津伤口渴。

寒露时节，衣食住行

衣：秋季凉热交替，气温逐渐下降，不要经常赤膊露身以防凉气侵入体内。"白露身不露，寒露脚不露"这是一条很好的养身之道。"一场秋雨一场凉"，我们要随着天气转凉逐渐增添衣服，但添衣不要太多、太快。俗话说"春捂秋冻"。

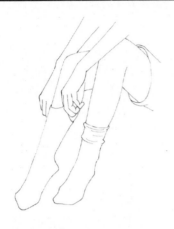

寒露时节，要给予足部保暖，以护卫人体阳气，提高对外界寒气的抵抗力。

足部是足阳明胃经，足少阴肾经、足太阴脾经等六条主要经脉的循行部位。

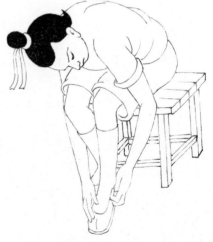

中医认为："病从寒起，寒从足生。"足部受寒后，寒邪侵入经络，影响经脉内气血运行，从而诱发对应的脏腑疾病。除此，还会影响口鼻、咽喉等上呼吸道的正常生理功能，使人体抵抗力下降，诱发感冒等呼吸道疾病。

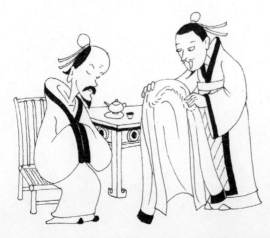

秋天适度经受些寒冷有利于提高皮肤和鼻黏膜耐寒力，对安度冬季有益。

食：寒露之后，寒气增长，万物渐萧落，人体也随之发生变化。伤风感冒流行，慢性支气管炎、支气管哮喘加重，慢性胃炎、胃溃疡易发；高血压、心脑血管疾病多发。所以，寒露过后的饮食养生，应遵守"滋阴润燥"的原则。

秋季神经兴奋，食欲骤增，要防止过量饮食。

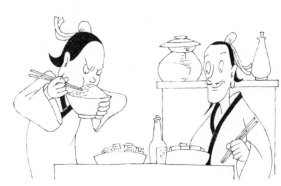

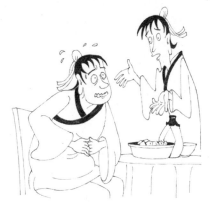

要少吃辣味和生冷食物，多吃酸性和热饮和热软食物。不吃霉变和不洁食物，避免感染肠道传染病。

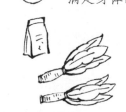

中秋之后天气干燥，易患上口渴、咽干唇燥、皮肤干涩等"秋燥病"，应多吃水果，常喝开水、绿豆汤、豆浆、牛奶等，满足身体的需要。

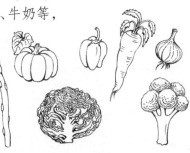

住：秋季宜早睡早起，保证睡眠充足。注意劳逸结合，防止房劳伤肾。初秋白天气温高，电扇不宜久吹；深秋寒气袭人，既要防止受寒感冒，又要经常打开门窗，保持室内空气新鲜。条件许可的情况下，居室及其周围可种植一些绿植或花卉，让环境充满生机，又可净化空气促进身体健康。

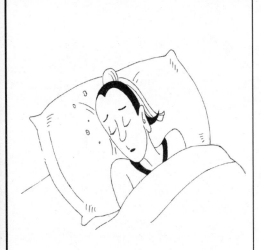

秋季宜早睡早起，保证睡眠充足，注意劳逸结合。

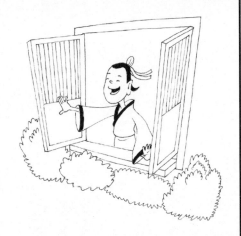

深秋寒气袭人，既要防止受寒感冒，又要经常打开门窗，保持室内空气新鲜。

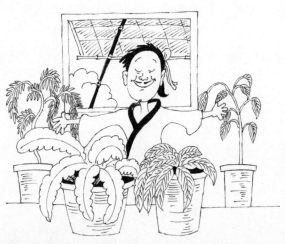

居室及其周围可种植一些绿植或花卉，让环境充满生机又净化了居住环境，对身体健康有良好的促进作用。

行：秋天虽没有春天那样春光明媚，生机勃勃，但秋高气爽遍地金黄另有一番动人景象。到公园、湖滨、郊野进行适当的体育锻炼可增强体质。秋游也是一种好的活动形式，既可调节精神又可强身健体。

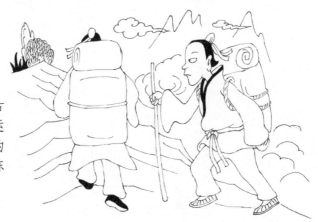

秋天登山自古使然，秋季登山运动可以增加身体的储氧量，加速新陈代谢。

另外登山有助于改善关节的功能，保持肌肉和运动器官的协调，增加骨骼中矿物质的含量，减少骨质疏松情况的发生。

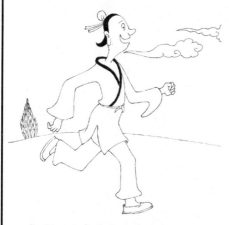

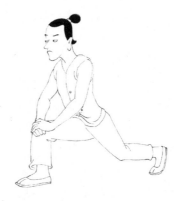

寒露后，清晨更是寒意颇重，锻炼时一般会出汗较多，稍不注意就可能受凉或者感冒。

气温较低时，人体血管会反射性地收缩，黏滞性也会增强，关节活动幅度变小，韧带伸展性减低，因此很容易拉伤。

因此寒露之后运动要做好两防：第一要防止穿衣过少。第二防止拉伤。

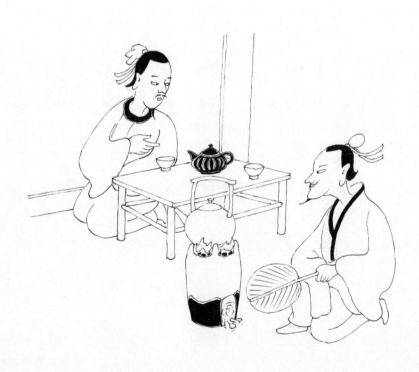

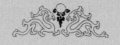

第三章

霜降节气话养生

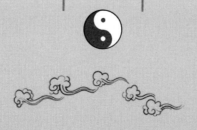

霜降节气思维导图

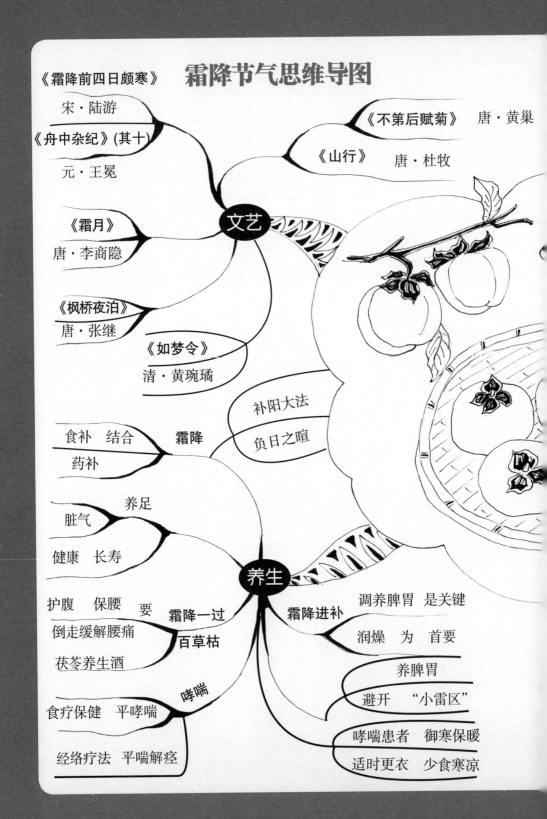

《霜降前四日颇寒》
宋·陆游

《舟中杂纪》(其十)
元·王冕

《不第后赋菊》 唐·黄巢

《山行》 唐·杜牧

文艺

《霜月》
唐·李商隐

《枫桥夜泊》
唐·张继

《如梦令》
清·黄琬璚

补阳大法
负日之暄

食补 结合 **霜降**
药补

养足
脏气
健康 长寿

养生

护腹 保腰 要 霜降一过
倒走缓解腰痛
茯苓养生酒
百草枯

食疗保健 平哮喘 哮喘
经络疗法 平喘解痉

霜降进补
调养脾胃 是关键
润燥 为 首要

养脾胃
避开 "小雷区"
哮喘患者 御寒保暖
适时更衣 少食寒凉

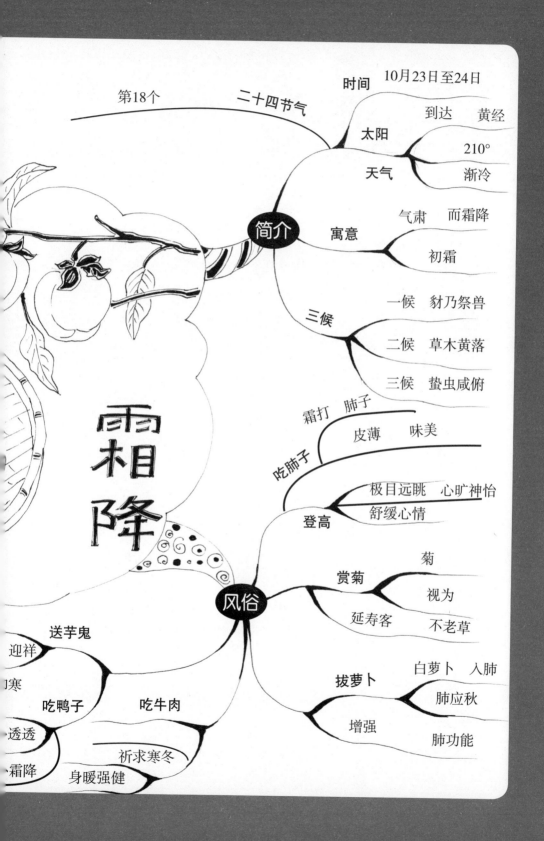

霜降

第18个　二十四节气

简介

时间　10月23日至24日

太阳　到达　黄经　210°

天气　渐冷

寓意　气肃　而霜降　初霜

三候
一候　豺乃祭兽
二候　草木黄落
三候　蛰虫咸俯

风俗

吃肺子　霜打　肺子　皮薄　味美

登高　极目远眺　心旷神怡　舒缓心情

赏菊　菊　视为　延寿客　不老草

拔萝卜　白萝卜　入肺　肺应秋　增强　肺功能

送芋鬼

迎祥　寒　透透　霜降

吃鸭子

吃牛肉　祈求寒冬　身暖强健

霜降节气要知晓

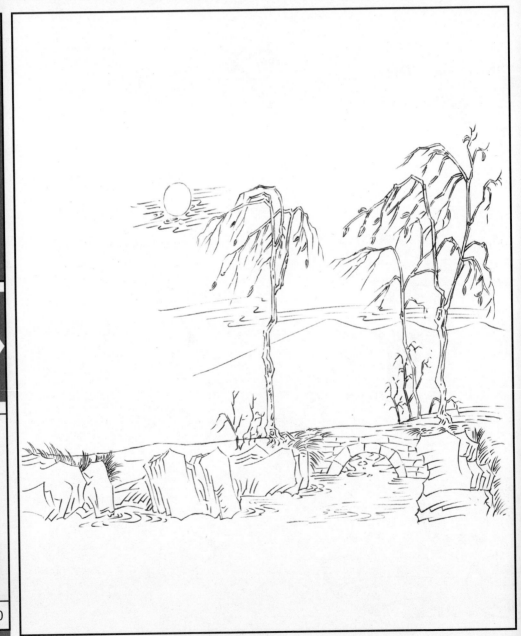

星象物候

白霜并非从天降

每年的10月23日或24日，太阳到达黄经210°时，即为霜降。霜降当晚七点，仰望星空，北斗七星的斗柄指向西北偏西，即300°，古人称为戌的方向。

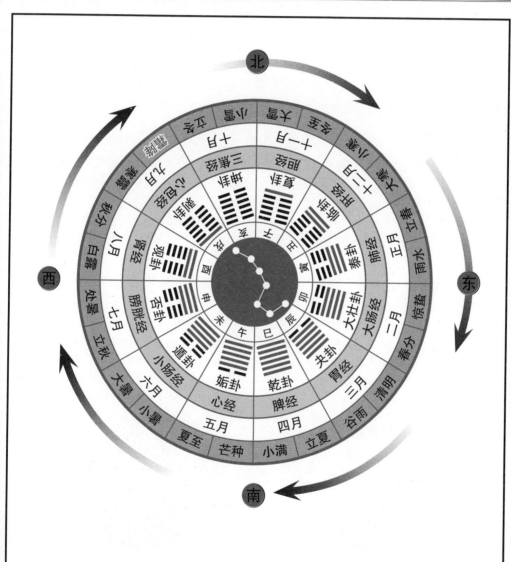

霜降是秋季的最后一个节气，俗话说：霜降杀百草，霜降过后，植物渐渐失去生机，大地一片萧索。此时养生重点应放在健胃补脾，锻炼身体，为迎接冬季的严寒做好身体准备。

枯草霜花白

古籍《二十四节气解》中说："气肃而霜降，阴始凝也。"气象学上，一般把秋季出现的第一次霜叫作"早霜"或"初霜"，而把春季出现的最后一次霜称为"晚霜"或"终霜"。从终霜到初霜的间隔时期，就是无霜期。早霜又被称为"菊花霜"，因为此时菊花盛开。

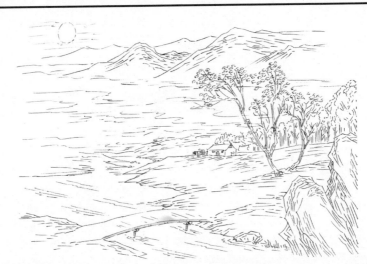

陆游在《霜月》中写有"枯草霜花白，寒窗月新影"，说明寒霜出现于秋天晴朗的月夜。秋晚没有云彩，地面上如同揭了被，散热很多，温度骤然下降到0℃以下，靠地面不多的水汽就会凝结在溪边、桥间、树叶和泥土上，形成细微的冰针，有的成为六角形的霜花。霜，只能在晴天形成，人说"浓霜猛太阳"就是这个道理。

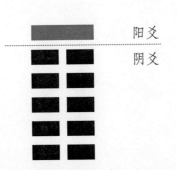

阳爻

阴爻

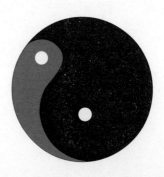

按农历的按排，九月为建戌之月。霜降属于中气，必在九月。九月的消息卦为剥卦，一个阳爻在上，五个阴爻在下。表示阴气已经很盛了。

霜降三候

一候豺乃祭兽，二候草木黄落，三候蛰虫咸俯。

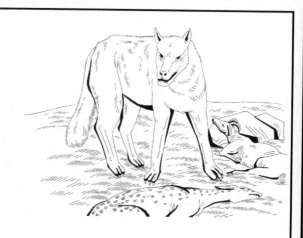

一候豺乃祭兽

豺是一种野兽，猎获其他野兽时会先排列出来再吃，看起来就好像是在祭拜天地。

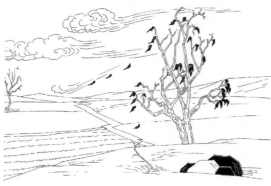

二候草木黄落

到了这个时候，绿色植物纷纷枯黄掉落。

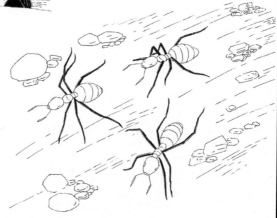

三候蛰虫咸俯

此时，各种要过冬的小虫开始静止不动，准备封严洞口过冬了。

山行

唐·杜牧

远上寒山石径斜，白云生处有人家。

停车坐爱枫林晚，霜叶红于二月花。

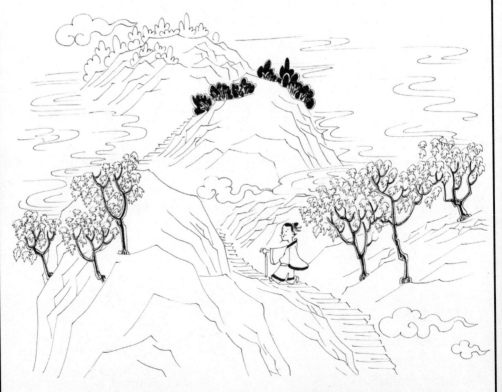

一条弯弯曲曲的小路蜿蜒伸向山顶，在白云飘浮的地方有几户人家。停下来欣赏这枫林的景色，那火红的枫叶比江南二月的花还要红。

图解百姓天天养生丛书

健康顺时生活秋分寒露霜降篇

不第后赋菊

唐·黄巢

待到秋来九月八，我花开后百花杀。

冲天香阵透长安，满城尽带黄金甲。

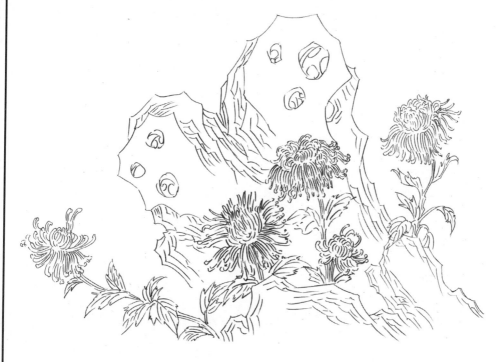

等到秋天九月重阳节来临的时候，菊花盛开以后别的花就凋零了。盛开的菊花璀璨夺目，阵阵香气弥漫长安，满城均沐浴在芳香的菊意中，遍地都是金黄如铠甲般的菊花。

霜降前四日颇寒

宋·陆游

草木初黄落，风云屡阖开。

儿童锄麦罢，邻里赛神回。

鹰击喜霜近，鹳鸣知雨来。

盛衰君勿叹，已有复燃灰。

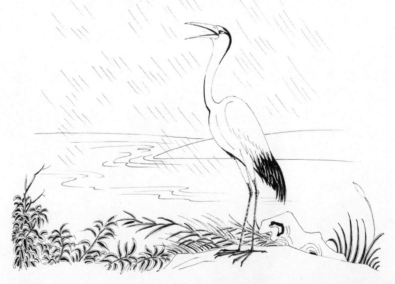

霜降来临，大地一片萧索，树叶开始枯黄零落，天气阴晴变换，年轻人播种麦子后，邻里们举办赛神庙会祈雨回来。秋雨欲来，鱼儿们纷纷浮出来补充氧气，引得苍鹰盘旋，鹳雀鸣叫。自古以来盛衰枯荣是自然规律，请您不要悲观哀叹，难道没有听说过死灰还有复燃的时候？

舟中杂纪（其十）

元·王冕

老树转斜晖，人家水竹围。

露深花气冷，霜降蟹膏肥。

沽酒心何壮，看山思欲飞。

操舟有吴女，双桨唱新归。

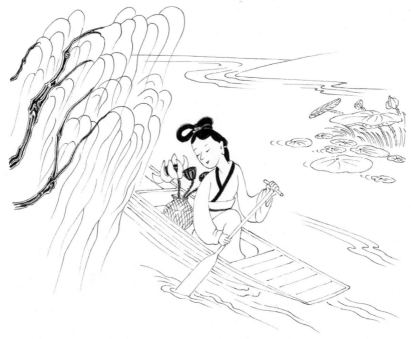

老树斜晖，流水人家。含露秋花，以及霜降时分肥美的螃蟹。沽酒看山，更是使人心情十分爽朗。连操舟女子归家时，嘴里都是唱着歌儿的。

霜月

唐·李商隐

初闻征雁已无蝉，百尺楼高水接天。

青女素娥俱耐冷，月中霜里斗婵娟。

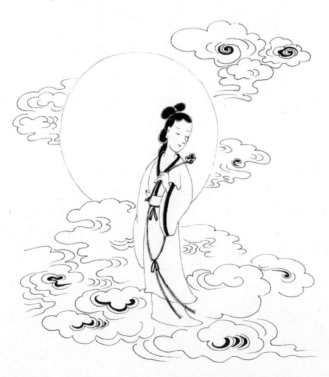

刚开始听到远行去南方的大雁的鸣叫声，蝉鸣就已经销声匿迹了，我登上百尺高楼，极目远眺，水天连成一片。霜神青女和月中嫦娥不怕寒冷，在寒月冷霜中争艳斗俏，比一比冰清玉洁的美好姿容。

如梦令

清·黄琬璚

晓向高楼凝望，远树枝枝红酿。

睡起眼朦胧，道是芙蓉初放。

霜降，霜降，那是丹枫江上。

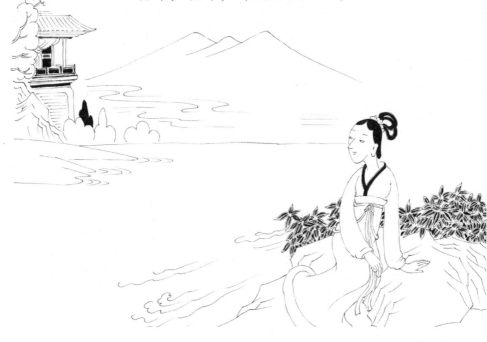

早晨登上高楼，远处树上一片鲜艳的红色，睡眼蒙眬，以为是芙蓉花开了。仔细一看，原来是霜降时分的丹枫。

枫桥夜泊

唐·张继

月落乌啼霜满天，江枫渔火对愁眠。

姑苏城外寒山寺，夜半钟声到客船。

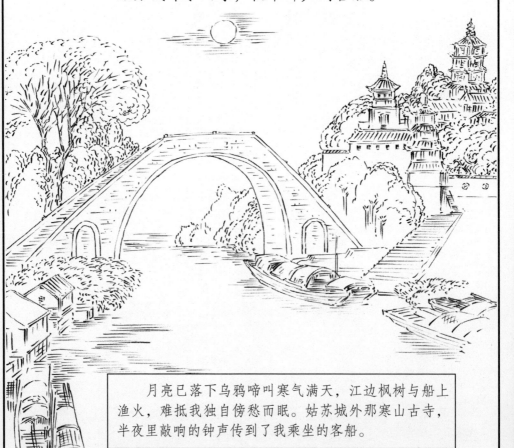

月亮已落下乌鸦啼叫寒气满天，江边枫树与船上渔火，难抵我独自傍愁而眠。姑苏城外那寒山古寺，半夜里敲响的钟声传到了我乘坐的客船。

天气农时篇

农民秋耕、秋播和秋栽忙

　　霜降节气期间，在农业生产方面，北方大部分地区已在秋收扫尾。在南方，却是"三秋"大忙季节：单季杂交稻、晚稻在收割；种早茬麦，栽早茬油菜；摘棉花，拔除棉秸，耕翻整地。

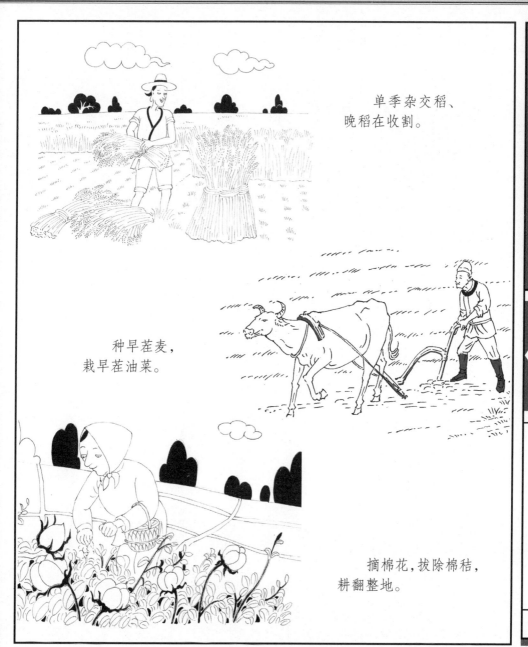

单季杂交稻、
晚稻在收割。

种早茬麦，
栽早茬油菜。

摘棉花，拔除棉秸，
耕翻整地。

霜降主要风俗

霜降吃柿子

在我国的一些地方，霜降时节要吃红柿子，在当地人看来，柿子不但可以御寒保暖，同时还能补筋骨，是非常不错的霜降食品。

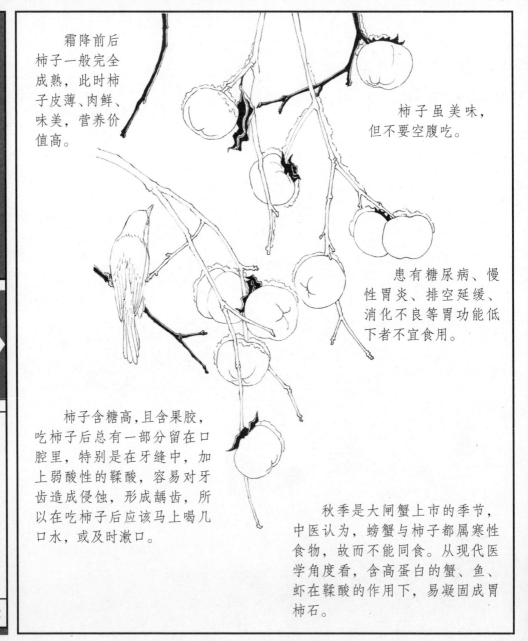

霜降前后柿子一般完全成熟，此时柿子皮薄、肉鲜、味美，营养价值高。

柿子虽美味，但不要空腹吃。

患有糖尿病、慢性胃炎、排空延缓、消化不良等胃功能低下者不宜食用。

柿子含糖高，且含果胶，吃柿子后总有一部分留在口腔里，特别是在牙缝中，加上弱酸性的鞣酸，容易对牙齿造成侵蚀，形成龋齿，所以在吃柿子后应该马上喝几口水，或及时漱口。

秋季是大闸蟹上市的季节，中医认为，螃蟹与柿子都属寒性食物，故而不能同食。从现代医学角度看，含高蛋白的蟹、鱼、虾在鞣酸的作用下，易凝固成胃柿石。

霜降登高

　　霜降时节有登高远眺的习俗。登高既可疏展肺功能，同时登至高处极目远眺，心旷神怡，可舒缓心情。天高云淡，枫叶尽染，登高远眺，赏心悦目，但也要有所讲究。

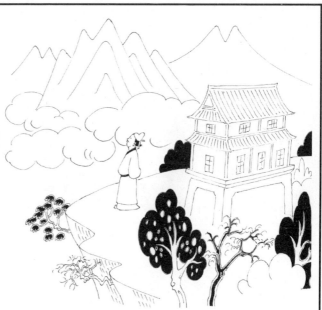

　　登高的时间要避开气温较低的早晨和傍晚。

　　登高时，要稳且速度要慢，以防腰腿扭伤；下山不要走得太快，以免膝关节受伤或肌肉拉伤。

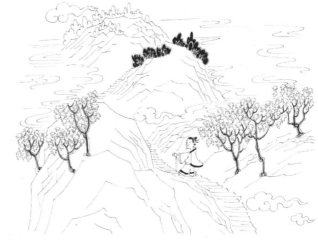

对于老年人来说，应带根手杖，这样既省体力，又有利于安全。
在陡坡行走时，最好采取"之"字形路线攀登，这样可缓解坡度。

　　登高过程中，应通过增减衣服来适应温度的变化；休息时，不要坐在潮湿的地上和风口处。出汗时可稍松衣扣，不要脱衣摘帽，以防伤风受寒。

霜降赏菊

古有"霜打菊花开"之说，所以登高山，赏菊花，也就成了霜降这一节令的雅事。南朝梁代吴均的《续齐谐记》记载："霜降之时，唯此草盛茂"，因此菊被古人视为"候时之草"，成为生命力的象征。霜降时节正是秋菊盛开的时候，我国很多地方在这时要举办菊花会，赏菊饮酒。

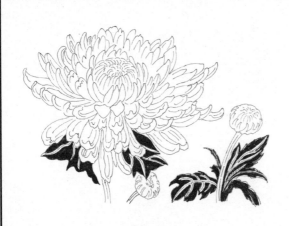

古人眼里，菊花有着不寻常的文化意义，被认为是"延寿客""不老草"。

《杂五行书》中说，在屋舍旁种"白杨、茱萸三根，增年益寿，除患害也"。

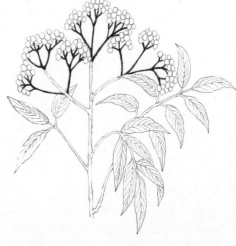

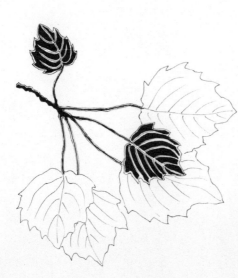

侵害身体的晚秋寒气在古代常被视为鬼魅恶气，而茱萸能够驱风、祛寒、逐邪，在民间可作驱病疗疾之用。

霜降到了拔萝卜

在山东地区，有句农谚"处暑高粱，白露谷，霜降到了拔萝卜"，所以山东人霜降喜食萝卜。农谚有"霜降萝卜"一说，是指霜降以后早晚温差大，露地萝卜不及时收获将出现冻皮等情况，影响萝卜品质和收成。

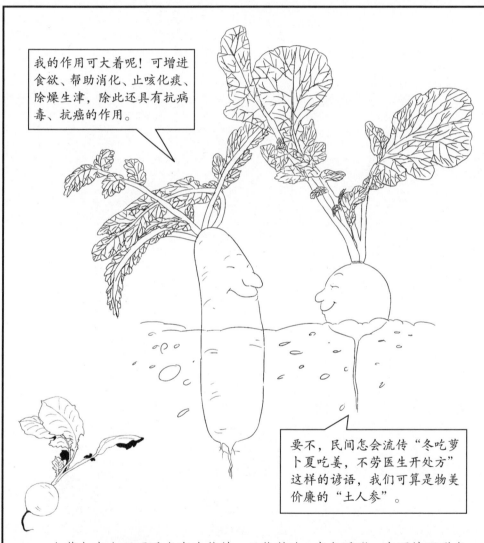

我的作用可大着呢！可增进食欲、帮助消化、止咳化痰、除燥生津，除此还具有抗病毒、抗癌的作用。

要不，民间怎会流传"冬吃萝卜夏吃姜，不劳医生开处方"这样的谚语，我们可算是物美价廉的"土人参"。

白萝卜皮白而不透者肉味偏辣，只能熟吃；皮色透明，肉不辣而甜者，可以生吃。生吃白萝卜一是下气，解腹胀之围；二是白萝卜入肺，肺应秋季，白萝卜可以加强肺的"肃降"功能，既止咳，又促进大肠运动，"肺与大肠相表里"。

鸭子好吃霜降补

　　鸭子浑身都是宝，更是全身皆美味。在闽南流传着这样一句谚语："一年补通通，不如补霜降。"因此，每到霜降时节，闽南地区的鸭子就会卖得非常火爆。

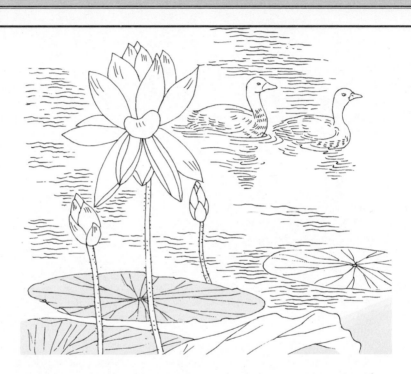

　　鸭可谓餐桌上的上乘肴馔，也是人们进补的优良食品。尤其是当年新鸭养到秋季，肉质壮嫩肥美，营养丰富，能及时补充人体必需的蛋白质、维生素和矿物质。

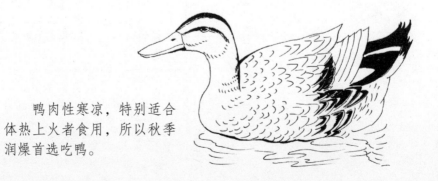

　　鸭肉性寒凉，特别适合体热上火者食用，所以秋季润燥首选吃鸭。

送芋鬼

　　霜降节在民间也有许多讲究以祛凶迎祥，求得生活顺利、庄稼丰收。例如山东省烟台等地，有霜降节西郊迎霜的做法；而广东省高明一带，霜降前有"送芋鬼"的习俗。

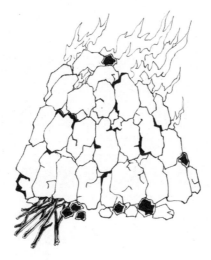

　　霜降时节，广东高明地区的人们会用瓦片或土块堆砌成河内塔，在塔里面放入干柴点燃，火烧得越旺越好，直至瓦片烧红，再将河内塔推倒，用烧红的瓦片热熟芋头或红薯，这在当地称为"打芋煲"。

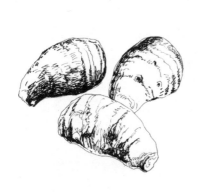

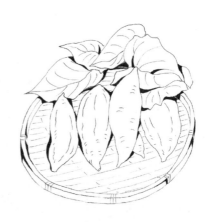

　　有些地方会用土块烧红薯，称"烧薯窑"或"赶窑婆"。最后人们会把瓦片或土块丢到村外，这就是"送芋鬼"，以这样的方式，辟邪纳吉。

霜降养生大攻略

霜降进补，调养脾胃是关键

哮喘"拉风箱"，御寒保暖有讲究

霜降一过百草枯，保腰护腹很重要

霜降过后逐日凉，养好脏气方长寿

敲打肝经勤锻炼，将老寒腿拒之门外

霜降食补及药补

霜降补阳大法

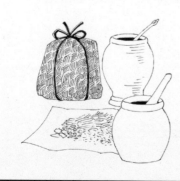

霜降进补，调养脾胃是关键

《月令七十二候集解》记载说："九月中，气肃而凝，露结为霜矣。"可见"霜降"表示天气更冷了，好像是为秋天落下了帷幕。由于寒冷的刺激，人体的胃肠蠕动的正常规律被扰乱，破坏了胃肠的防御屏障，易导致慢性胃炎和胃、十二指肠溃疡病等症。所以，霜降养生重在健胃补脾。

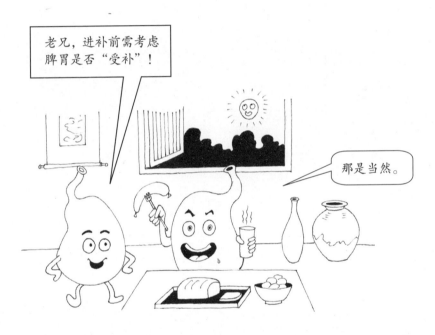

脾胃是后天之本，是气血的生化之源，秋季进补是为脾胃安然过冬打好基础。也就是说，冬季进补能不能达到高效，关键在于脾胃功能是否良好。

如果脾胃能"受补"，则能按照霜降"煲羊肉""煲羊头"的习俗进补。据说吃煲羊头能辅疗"头风"等疾病。另有加"四珍""八珍"的补药煲羊肉，有辅疗肺病、疟疾的记载。

如果"不受补"，食用后会发生腹胀、不能消化甚至拉肚子等现象。因此，进补之前最好先做一个引补。通俗地讲，就是先给肠胃打个招呼再开始补，希望肠胃能被打开，做好消化食物的准备。

霜降食疗养脾胃，时刻注意要"润燥"

秋天是一个收获的季节，但同时也是风高物燥的季节，此时养护脾胃要注意"润燥"，饮食上也要遵循"少辛多甘酸"的原则，同时此时节养胃润燥宜多喝粥。

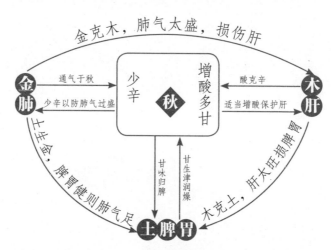

立秋后，昼夜气温变化加大，忽冷忽热的气候特点容易刺激脾胃而引发各种不适。粥是健脾利胃最好的食物，可以帮助脾胃滋阴，以平衡健旺的阳气。

薏苡仁莲子百合粥

食材：薏苡仁、莲子、百合、粳米各30克，红糖适量。

做法：将薏苡仁、莲子、百合洗净，先煮烂，再与粳米同煮粥，粥熟后再加入适量红糖（或蜂蜜）调味食用。

功效：健脾祛湿、润肺止泻、健肤美容，特别适合女性食用。

党参猪脾粥

食材：猪脾1副，党参20克，粳米50克，陈皮、姜、葱、食盐各适量。

做法：将党参、粳米入锅内，加适量清水，大火煮开后下陈皮煮粥，待粥快熟时下猪脾、姜、葱煮熟，加适量食盐调味即可食用，每日分2次，空腹食用。

功效：补益中气、健脾开胃。

胃病患者，如果吃些"硬"菜，像大鱼大肉之类的，就会感觉到不舒服。此时，宜采取"软兵"政策，多吃点粥、牛奶、面条等容易消化的食物。而芡实具有"补而不峻、防燥不腻"的特点，符合深秋补脾胃的进补特点。

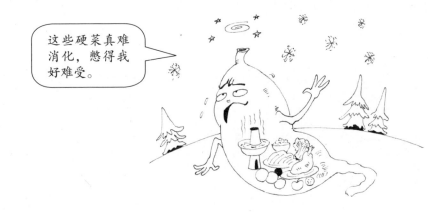

这些硬菜真难消化，憋得我好难受。

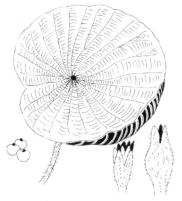

芡实煮着吃最简单，将芡实煮熟，去壳，研粉，晒干备用。每次取芡实粉30～50克，粳米50～100克，如常法同煮成稀粥。如能再配合些山药粉或莲子粉各50克同煮，养生效果更好。

明代李时珍《本草纲目》称："芡实粉粥固精气，明耳目。"《本草纲目》又称："糯米合芡实作粥食，益精强志，聪耳明目，通五脏，好颜色。"所以，深秋吃芡实，既能调理脾胃功能，又能为冬季贮存体能、积蓄能量。不过，由于芡实有较强的收涩作用，便秘、尿赤者及妇女产后皆不宜食。

经络按摩补脾胃法

点三脘开四门法：此按摩手法有健脾和胃，消食下气，理气疏肝，和胃定痛，止咳定喘，宽中散滞，解郁散结，化痰利水的功效。在临床上主要被用来治疗腹胀疼痛、呕恶欲吐、背痛心痛、食欲缺乏、脘腹胀满、消化不良、胸胁胀满、咳喘痰壅等病症。

点三脘开四门法动作要领

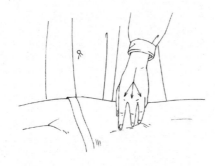

以示、中、环三指分别点戳三脘

点三脘　　开四门法

双手四指分别
点开四门

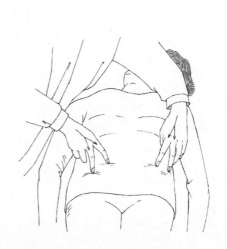

操作要领：患者同样采取仰卧位，医生双手结合推、运、摩、揉等手法作用于患者腹部。用示指、中指、环指分别对准上脘、中脘、下脘点而戳之，再用示、中、环、小指分别对准幽门、章门、期门、梁门点而开之。操作时持续着力，左右对点，不可操之过急或暴力挤压。

推脾运胃法：推脾运胃法是通过双手在胃脘及胁下施以旋转推运的按摩手法。此手法具有解郁散结，疏肝止痛，化痰利水的疗效，对于治疗胸背疼痛、吞酸嘈杂、食欲缺乏、脘腹胀痛、消化不良、呃逆吞酸、膈肌痉挛、胃炎等症状收效甚好。

推运脾胃法动作要领

操作要领：患者呈仰卧位，医生采取沉肩、垂肘、悬腕的姿势，手掌指部集中用力，以单手小鱼际和掌根部位或者用双手重叠交叉，从剑突下到幽门，循着胃脘呈钩形推运，操作中以掌缘旋而转之，反复施力。

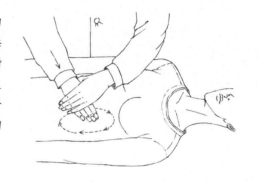

需要注意的是，操作过程中不宜挤、压、按、捣，需按照一定的顺序着力。这个方法不仅适用于胃脘部，同样也可用来治疗腹部的其他部位。

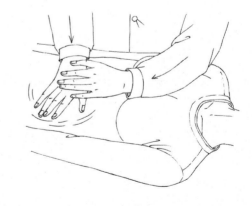

常被经络脏腑按摩流派用于健脾和胃；儿科按摩流派用于调补胃气；伤科按摩流派用于疏理瘀滞等。

源根筑堤法：源根筑堤法为按摩推拿手法的挤压类中以单手或双手指端着力于胃脘部的手法之一。这个方法主要用于上腹部，有调和气血、疏通经络、温经散寒、活血止痛、解郁消滞的功效。

龙凤呈祥法：龙凤呈祥法为按摩推拿手法的推荡类中以双手着力于患者腹部的手法之一。此法有理气消滞、通调气滞、健运脾胃、疏调胃肠的功效。

源根筑堤法动作要领

操作要领：患者呈仰卧位，医者将四指指端并拢对齐后，斜放在胃旁点戳，手掌微微颤抖，指下有搏动为应手。按摩过程中，医生根据患者的呼吸节奏定点提起。以戳点时患者有麻木痛凉感贯穿腿足，提起则热流滚滚下窜于足趾为宜。操作宜持续着力，不可操之过急或暴力挤压。

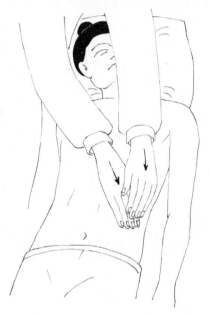

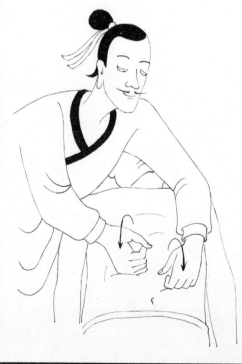

龙凤呈祥法动作要领

患者仰卧位，医者双手拇指弓起，余指略屈曲，以掌背及高骨着力自左右肋缘推而揉运，移而动之，双拇相对，左为阳似龙，右为阴似凤，一上一下，一起一伏，一前一后，边推边运，边运边揉，边揉边移，推运交替，往返操作。此法多于配合全身按摩时应用。

狮子滚绣球法：狮子滚绣球法也属于按摩推拿手法的推荡类以双手掌着力于患者腹部的手法之一。经常运用此按摩手法可以解郁行滞，活血化瘀，调和气血，健脾益胃。对于治疗胃肠功能紊乱，腹泻便秘，腹痛腹胀，脘腹胀满，消化不良，顽食不化等症状效果显著。

狮子滚绣球法动作要领

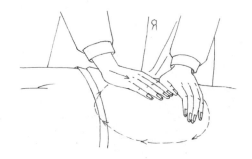

患者仰卧于床上，医者将双手拇指伸开，其余四指并拢弯曲呈半圆形，双拇指相对，用手掌左右尺侧小鱼际（手掌内、外侧缘稍隆起的部位，大拇指一侧称"大鱼际"，另一侧称"小鱼际"）及掌根部着力于腹部正中，掌内侧稍悬拱起双手并合呈半圆形，顺时针旋转推揉逐渐扩大范围，如同狮子滚绣球之势。

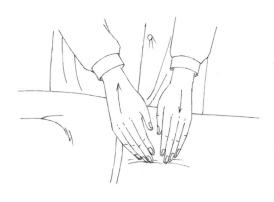

左旋为补，右旋为泻。操作过程中不宜采取挤压、按叩等方式，速度不宜忽快忽慢，或暴力操作。

霜降养脾补胃，要避开"小雷区"

在日常生活中，在调养脾胃的过程中，也有很多"小雷区"需要大家注意和避开。比方说，要注意一些不良饮食和起居习惯；根据不同的季节和地域采取不同的调养脾胃的方法；随时调整自身情绪来养脾胃等。

喜辛辣，易生热邪伤脾胃

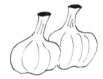

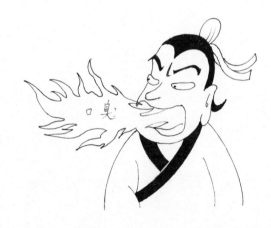

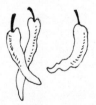

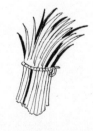

胃热多由偏食辛辣厚味，胃火素旺，或邪热犯胃，或气郁化火所致。

燥热之性很难疏泄出来，留在体内，入肝胆、入肺肠、入脾胃，成为燥热瘀滞，然后就会经常上火。

起居无常，脾胃也会闹"罢工"

熬夜加班会扰乱脾胃的作息规律，造成脾胃功能紊乱。

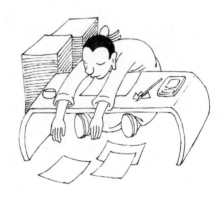

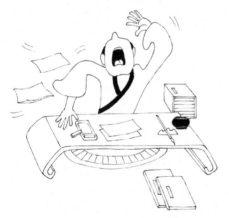

通宵工作，会耗费心、脑大量的精力和气血。如此，脾胃运化和生血、统血功能大大减弱，则会影响脾胃健康。

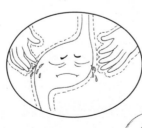

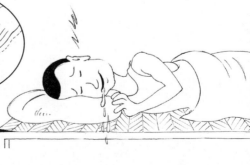

通常熬夜后，人们往往会利用休息日来狠补觉，经常不吃饭，结果觉是睡足了，却把胃伤了。

吃喝过急，会加重肠胃负担

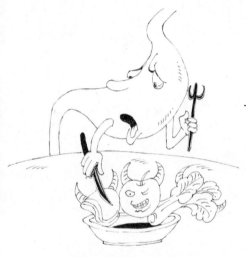

未经充分咀嚼的食物就像突然闯入的不速之客，让胃措手不及。

食物没有完全嚼碎就被送进胃肠里，胃肠消化这食物需要更多的时间和精力，长期超负荷运转，很容易引发各种肠胃疾病。所以吃饭时注意细嚼慢咽就是对胃肠最好的保护。

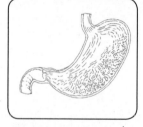

胃费了九牛二虎之力才将这些大块的食物碾得细小些。

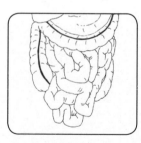

未完全碾碎的食物被推到了肠胃道里，肠像胃一样，正在努力地工作着。

饮食太快不仅有被食物噎着的危险，同时对脾胃健康造成很大的损伤，不利于营养吸收。特别是老年人，吃饭更要注意细嚼慢咽。

哮喘"拉风箱"，御寒保暖有讲究

霜降之时，自然界"阳气衰减"，人体肺气较弱、肾阳渐衰，抵抗力相对减弱，一旦受到空气中的寒气刺激，哮喘病患者便呼呼地拉起了"风箱"。

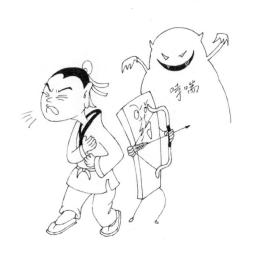

御寒保暖，适时更衣

对于哮喘患者来说，衣着过多过厚，则腠理开泄，阳气不得潜藏，寒邪易于侵入。而衣着过少、过薄，既易感冒又耗阳气。恰当的做法是随气温变化而适时更衣。衣服既要保暖性能好，又要柔软宽松。

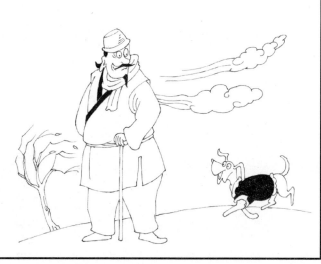

少食寒凉，多食温热

有些人吃了根雪糕，喝了点凉茶，哮喘立即就会发作，这就是"形寒饮冷伤肺"的真实写照。

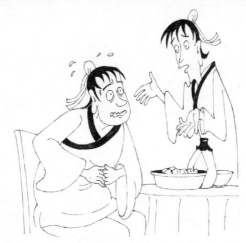

哮喘患者要少吃冰水、冰啤酒等寒性食物，控制高脂肪、高热量食物的摄入量，以免诱发高血压、冠心病等并发症。

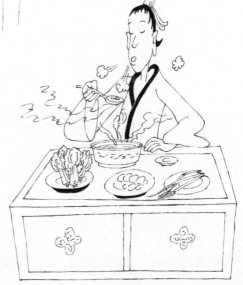

多吃核桃仁、黑豆等性温热而又不偏燥的食物，或服用胡椒炖鸡、生姜大枣牛肉汤等滋补粥汤。

气弱无力、肛门下坠、脉弱、舌苔发白的患者，可用人参3～5克，山药30克炖肉吃或补充一些益气的中药，如黄芪、白术等。

刺激背部穴位

平时经常掌推、点按风门穴，能有效预防感冒、哮喘等症。

风门穴属足太阳膀胱经，位于背部，当第二胸椎棘突下，旁开1.5寸。这个位置正对应到人体的两扇肺叶，所以对肺的影响非常大。

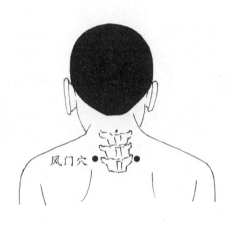

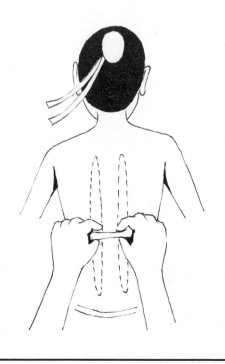

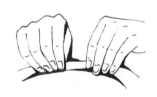

肺俞穴、脾俞穴、肾俞穴等也是哮喘患者很好的预防药。这些穴位都在后背的膀胱经上，可通过捏脊或者拍打后背的方法来进行刺激，每次以2～3分钟为宜。

按摩手和足，平喘解痉好方法

　　手部按摩位置：胸腔、呼吸器官、喘点反射区，三间穴。

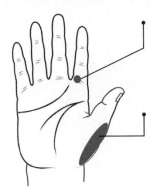

喘点反射区
位于手掌侧，第 2 指掌关节尺侧。

胸腔、呼吸器官反射区
位于双手拇指掌指关节至腕横纹之间的区域赤白肉际处。

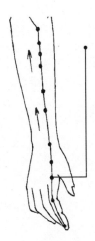

三间穴
位于手背部，第 2 掌指关节后缘桡侧，弯曲示指时在其根部横纹靠近拇指指侧的末端。

三间穴

　　用艾灸或牙签强烈刺激三间穴，另外，还可进行热水浴，也就是将手放入 45℃左右的水中浸泡 10 分钟左右。此法能解痉镇咳，有效缓解因哮喘所致的剧烈咳嗽。

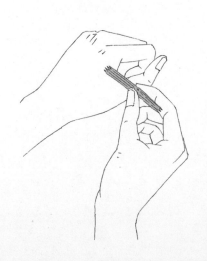

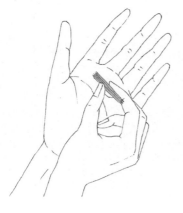

喘点反射区

当哮喘发作时，用艾灸或牙签强烈刺激喘点，可以缓解病情，减少哮喘的发作次数和减轻发作时的症状。

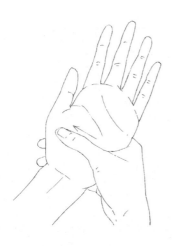

胸腔、呼吸器官反射区

以拇指和示指配合捏按胸腔、呼吸器官反射区，力度以感到酸痛为宜。每日3～5次，每次15～20分钟。

足部按摩位置：横膈膜反射区、太溪穴。

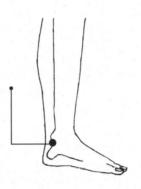

太溪穴

位于足内侧，内踝后下方，内踝尖与跟腱之间凹陷中。

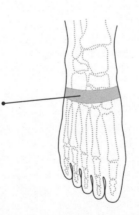

横膈膜反射区

位于双足背，第1～5跖骨底部的近心端，横跨足背形成的带状区域。

哮喘患者在治疗期间，应注意以下生活细节。

1.冬天要加强防寒工作，如果不注意防寒，则治疗效果差，疗程会延长。

2.不贪食生冷，戒除烟酒嗜好，少食辛辣肥甘食品，断绝痰热之源。

3.因花粉、海鲜等过敏因素引起的哮喘，应防止与过敏源接触。

4.根据患者身心状态，应做适当的运动，增强体质。

健康贴士

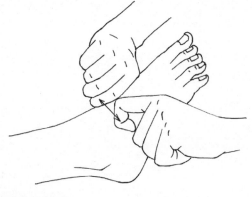

横膈膜反射区

先进行足浴，以加强血液循环。双手示指弯曲如镰刀状，以两示指内侧端在反射区部位分别由内向外用力推按3~5次，力度以反射区感到酸胀为宜。此法能有效缓解因哮喘所致的剧烈咳嗽。

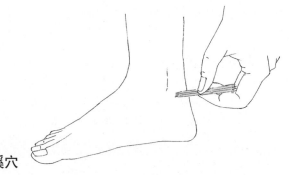

太溪穴

哮喘发作时，以牙签重力刺激太溪穴，如果采用艾灸治疗，效果更佳。

图解百姓天天养生丛书

食疗方	制法用法
方1	材料：豆腐100克，葱白15克，杏仁10克，麻黄6克。 制法：将上物混合加适量水煮1小时，去渣，吃豆腐喝汤。每天1服。 主治：哮喘
方2	组成：干姜9克，党参9克，炙甘草3克。 制法：上物水煎服。 主治：虚喘
方3	组成：猪肺250克，核桃仁30克，生姜15克。 制法：猪肺洗净加适量水，放入核桃仁、生姜，炖熟。每日3次，1～2日服完。 主治：哮喘
方4	组成：生姜45克、白芥子、细辛各21克，半夏、天南星各12克。 制法：生姜捣烂取汁；白芥子、细辛、半夏、天南星共研末，以姜汁调成膏状，贴敷患者肺俞、心俞、膈俞穴4～6小时。 主治：哮喘
方5	组成：黑芝麻250克，生姜汁120克，白蜜、冰糖各125克。 制法：先将黑芝麻炒香，生姜捣汁去渣，接着将生姜汁与黑芝麻拌匀再炒，冷却后研碎。再将白蜜蒸熟，冰糖捣碎蒸至溶化，与白蜜混合调匀，与姜汁芝麻反复搅拌均匀后，装入瓷瓶中备用。每日早、晚各服1茶匙。 主治：老年哮喘

食疗方	制法用法
方6	材料：鲜大葱60克，生姜、陈皮、灯芯草各15克。 制法：将后三物烘干研末，过筛与鲜大葱共捣为泥，分别贴在患者大椎穴、大杼穴和肺俞穴，盖敷料包扎好，再用热水袋加热贴药处，每次20～30分钟，每日1～2次。 主治：哮喘
方7	材料：生姜、红糖各250克，半夏120克，白矾60克。 制法：将半夏、白矾研极细末，生姜切片，放入蒸笼里，将半夏、白矾药末撒在生姜片上，以文火蒸之。使药末渗透于生姜内，渗完再撒再蒸，如此8～9次，将药末撒完为止。将已蒸锅的生姜药末晾干，研成细末，用红糖和匀备用。早、晚各服6克，待愈为止。5岁以下患儿每服0.6～1.5克。 主治：哮喘
方8	材料：糯米120克，大蒜2头，鲜姜9克，大枣2个。 制法：将大蒜去皮，生姜洗净切片，同糯米、大枣同煮为粥食用。 主治：寒喘
方9	材料：大蒜500克，鸡蛋4枚，钙粉20克。 制法：将大蒜去皮切丝平底锅，加少许水边煮边搅动，2小时后呈泥状，再加入蛋黄，用文火煮，最后加钙粉捏成如核桃大小的药丸，每日吃1丸。 主治：小儿哮喘
方10	材料：大蒜50克，蜂蜜30克。 制法：大蒜剥皮切片，然后同蜂蜜放入碗中隔水蒸熟，每日1剂。 主治：哮喘

小儿哮喘发作期推拿法

　　1.清肺经500次。

　　2.清胃经400次。

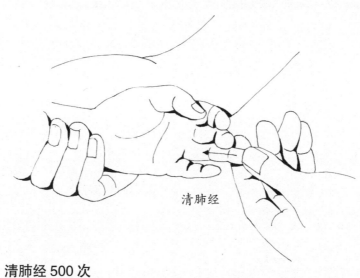

清肺经

清肺经 500 次

　　位置：无名指螺纹面由指尖至指根成一直线。

　　手法：用拇指指腹从孩子无名指根部向指尖方向直推。

　　作用：宣肺清热，多用于咳嗽、哮喘、痰鸣等症。

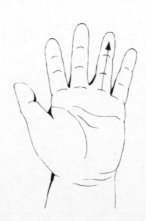

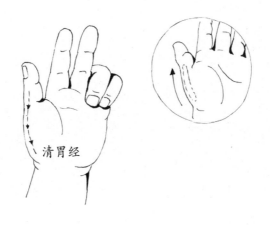

清胃经 400 次

位置：胃经在手掌面拇指第一节。

手法：用一只手固定孩子的手掌，露出拇指、然后用另一只手的拇指或示指、中指从孩子掌根处推到拇指根部。

作用：清利湿热、和胃降逆、泻胃火、除烦止渴。多用于腹胀、便秘等症。

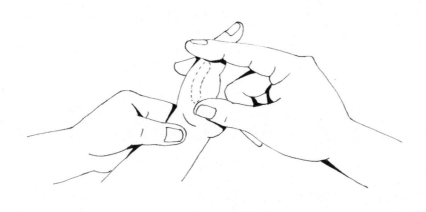

3.清大肠经400次。

4.搓摩胁肋5~10遍。

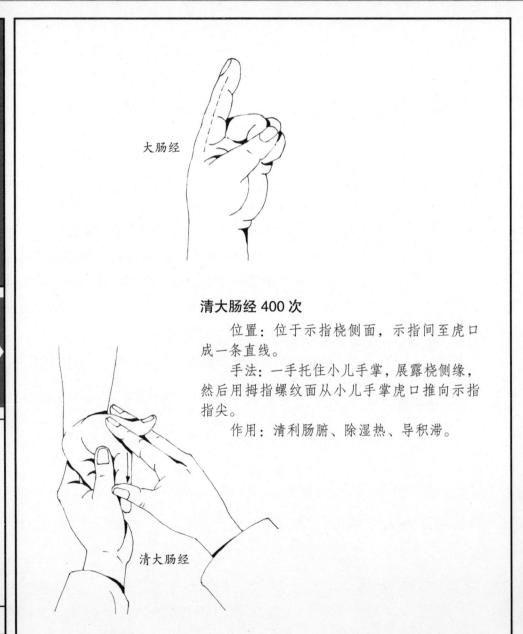

大肠经

清大肠经 400 次

位置：位于示指桡侧面，示指间至虎口成一条直线。

手法：一手托住小儿手掌，展露桡侧缘，然后用拇指螺纹面从小儿手掌虎口推向示指指尖。

作用：清利肠腑、除湿热、导积滞。

清大肠经

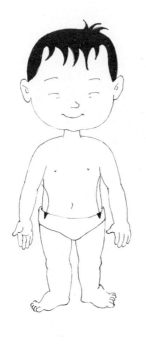
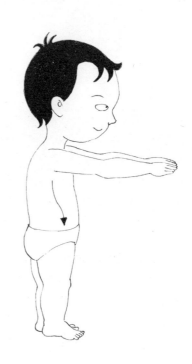

搓摩胁肋 5~10 遍

  位置：胁肋即腋下两肋至肚脐两旁。

  手法：用两手从两腋下搓摩至肚脐两旁的天枢穴。

  作用：顺气化痰，舒肝止痛。多用于防治胸闷、胁痛，痰喘气急、食积等症。

5.分推肩胛骨100~200次。

6.揉肺俞到微微发红为止。

7.揉脾俞100~200次。

8.揉肾俞100~200次。

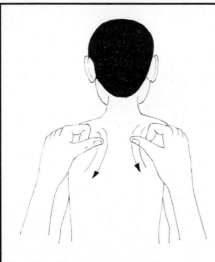

分推肩胛骨 100~200 次

位置：从大椎穴开始往肩胛骨沿着骨缝推。

手法：用双手大拇指从大椎穴开始往肩胛骨沿着骨缝推，手法要轻柔，速度要缓慢，用力要渗透，反复推几次后，可用大鱼际或掌根推，但力度要掌握好，不要使用蛮力。

作用：宣肺、镇咳。可用来镇咳与治疗急慢性气管炎、支气管哮喘。

揉肺俞到微微发红为止

位置：肺俞位于背部第 3 胸椎棘突下，旁开 1.5 寸，左右各一穴。

手法：用拇指指腹按揉肺俞穴 2~3 分钟后，再横擦肺俞以热透为度。

作用：补肺益气、止咳化痰。

揉脾俞 100~200 次

位置：脾俞位于背部第 11 胸椎棘突下，旁开 1.5 寸，左右各一穴。

手法：以拇指指腹着力脾俞，顺时针按揉 100 次，再以相同的方式揉另一侧穴位。

作用：健脾胃、助运化、祛水湿。

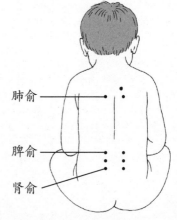

肺俞

脾俞

肾俞

揉肾俞 100~200 次

位置：肾俞位于背部第 2 腰椎棘突下，旁开 1.5 寸，左右各一穴。

手法：按摩方式与揉肺俞相同。

小儿哮喘发作期注意事项

1.减少致敏因素。过敏是哮喘发作的主要诱因，因此要避免接触可能致敏的物质。

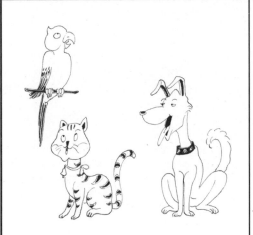

如鸭绒、皮毛、化纤被褥等；家中不要养猫、狗及小鸟等宠物；室内不要种植会致敏的花草。

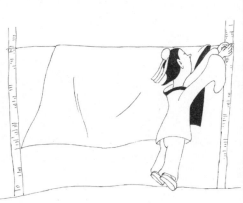

床单、被褥及枕头要常清洗。不要在室内吸烟，保持居室清洁、通风。

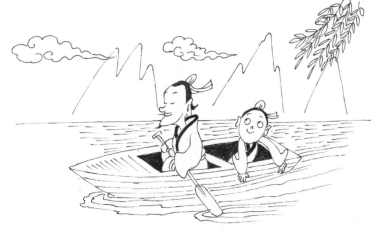

尽量不带孩子去人多、空气污浊的公共场所。经常带孩子到空气新鲜的山区、湖滨度假一段时间，对哮喘的控制将大有益处，但要避开植物开花期。积极预防流行性感冒引发哮喘。

2.注重饮食调整。

3.加强体质锻炼。

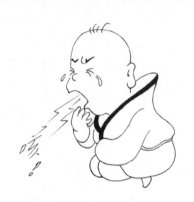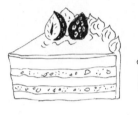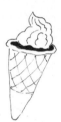

　　哮喘要避免食用刺激性食物，尽量不吃含添加剂、调味品太多的食品，少吃过甜、过咸、过冷及肥腻的食物。饮食应清淡、易消化、荤素均衡，常吃水果。体质较虚弱，可服中药调理。

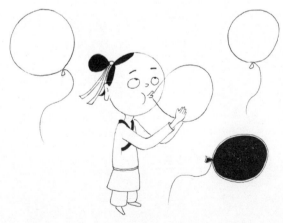

　　锻炼能促进哮喘的新陈代谢，改善呼吸功能，从而提高机体对外界环境变化的适应能力，同时还能促进食欲，加快身体的恢复。

　　耐寒力锻炼对哮喘很有好处，但必须循序渐进，持之以恒。如夏季时参加游泳，冬天选择晨跑、打球等。尤其是冬季，可安排每天1～2小时耐寒力锻炼。其次是平时要常进行肺功能锻炼，如练口琴、吹气球等，再就是多唱唱歌、大声阅读也是非常有益的。

霜降一过百草枯，保腰护腹很重要

民谚有"霜降一过百草枯"之说，这说明霜降时节，天气已经由凉转寒了。跟着气温的下降，燥邪的加重，人体经络里的气血也随着温度的降低而运行缓慢，如果保暖工作不到位，或者运动过度，使身体受寒，会致使腰腹部位筋肉僵硬、疼痛。

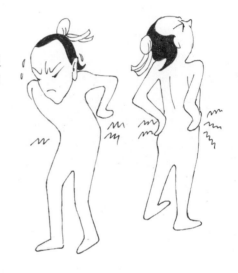

中医学认为，"腰为肾之府。"腰不仅是承受上半身重量的支点、连接下半身的中轴，还是判断"肾"阳充足与否的"风向标"。

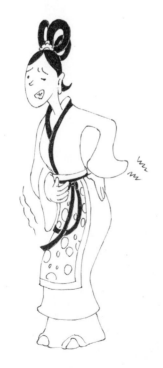

大多肾阳虚患者都会有腰痛欲折、腰部酸软或腰部发凉的症状，女性月经期这些症状尤为明显。所以，在霜降时节，一定要加强对腰部的保护和锻炼。

还有些人本身消化不好，却爱吃冷饮，吃进肚子里的食物不转化成能量，没有动力把热量带到关节，就像冬天没有阳光而冰封的小河一样，致使血流缓慢，身体不能抵御寒气，也会造成腰部酸痛，肌肉挛缩。

锻炼腰腹筋骨

　　两手握拳，手臂往后用两拇指的掌关节突出部位，按摩腰眼。此法可补肾纳气、强腰壮骨，防治因肾亏所致的腰酸背痛、肌肉劳损等症。

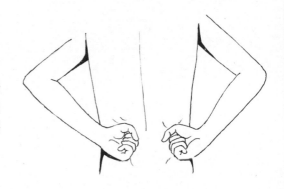

倒走缓解慢性腰痛

　　练习倒走，将腰部和臀部反复抬高呈弓状，能有效预防腰痛。倒走过程中可以有效矫正腰（腰椎前凸）的不正确姿势，减小骨盆前倾和腰椎前凸，同时还能锻炼自身肌肉，使慢性腰痛得到有效缓解和治疗。

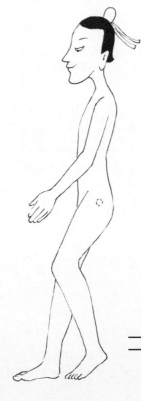

3.茯苓养生酒。

4.精油泡澡。

茯苓养生酒

　　每天喝上茯苓养生酒一小杯，能将疼痛坚硬的肌肉变得柔软舒缓，还能防治气血虚弱、阴阳两亏所致的腰酸腿软、身体乏力、遗精阳痿、须发早白、心悸失眠、食欲减退等症。

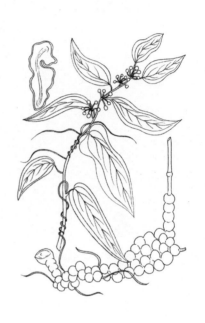

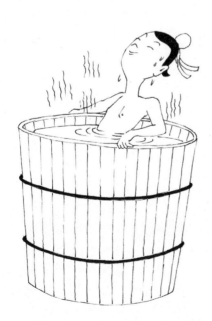

精油泡澡

　　精油泡澡不仅改善腰部血液循环，缓解疼痛，还能排出毛孔里的堵塞物，起到保健与美容的双重效果。

按摩腰背部，告别腰痛

　　为了预防腰酸背痛，平时要加强项背部及腰腿部的功能活动，积极参加体育锻炼，打打太极拳以及自我按摩等。避免长时间低头工作及受凉、感冒等，不要长久待在空调房内。常坐在电脑前工作的人，每隔1小时左右，最好站起来休息一下，有助于减轻腰背疲劳。

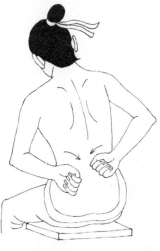

每天摩擦腰部，具有行气活血、温经散寒、壮腰益肾等作用。

揉腰眼

　　两手握拳，用拳眼或拳背旋转按摩腰眼处，每次5分钟。

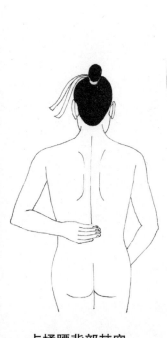

点揉腰背部棘突

　　掌面紧贴背棘突处，然后经拇指指腹点揉之，力度以感到酸胀感为宜。

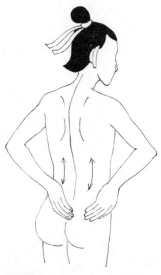

擦腰

　　两手掌搓热后，以掌面紧贴腰部脊柱两旁，直线往返摩擦腰部两侧，一上一下为1遍，连做数遍。

捏腰背部肌肉

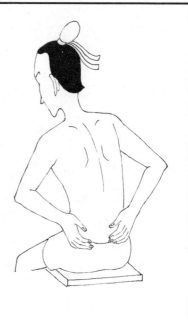

抖动腰部肌肉

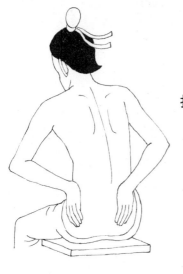

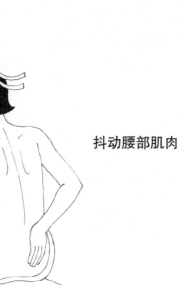

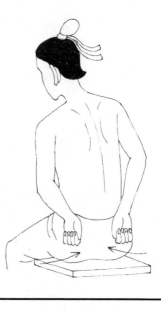

叩击腰骶部
　　将手握空拳，用双拳背叩击腰骶部，叩击力度要大点，能听到明显的叩击声。这样才可能通过骶神经孔，传递到盆腔里面去，来刺激脏腑。

食疗方	制法用法
方1	材料：葱白10克，大黄末、生姜汁各适量。 制法：将葱白洗净捣烂，放入锅内炒热，反复擦抹痛处，再以生姜汁调和大黄末呈糊状，敷于患部，盖以纱布，用胶布固定。 主治：闪挫腰痛
方2	组成：大葱、生姜、小麦皮各适量。 制法：用小麦皮反复擦痛部，再将生姜切碎，同大葱一同捣烂，入锅炒热，趁热敷腰部，以宽带缚紧。 主治：腰酸痛（腰肌劳损导致）
方3	组成：葱白（切段）15克，艾叶15克，白萝卜子12克。 制法：将上物入锅加适量水煎服，每日1~2次。 主治：慢性腰痛
方4	组成：连须葱白7根，整株苦菜7棵，红枣（去核）7枚，黄酒500毫升。 制法：将葱白、苦菜洗净后切碎，同枣肉捣烂取汁去渣，与酒同煮，装瓶中，随量频饮。 主治：湿重腰痛
方5	组成：生姜、大黄各15克。 制法：生姜、大黄切如小豆粒大，炒黄后水煎，去渣。空腹顿服。 主治：瘀血腰痛
方6	组成：生姜汁120毫升，水胶30克。 制法：将上物同煎成膏。涂于厚纸上，贴腰部，每2日换贴1次。 主治：肾虚腰痛

食疗方	制法用法
方7	材料：熟附子、生姜各30克，羊肉1000克。 制法：将熟附子加适量水煮2小时，放入切成小块的羊肉和捣烂的生姜，猛火烧开后改用文火，焖至羊肉呈糊粑状。分数次服食。 主治：肾阳衰弱、腰膝冷痛
方8	组成：煨干姜、炒草乌各90克，煨南星、白芷、炒赤芍各30克，肉桂15克，黄酒或高粱酒适量。 制法：将以上用料共研为细末。每次取适量，用热黄酒或高粱酒调敷。亦可掺于膏药内贴之，每次换药1次。 主治：腰部疼痛（腰椎结核引起）
方9	组成：生姜、桂枝、紫苏叶各10克，韭菜60克。 制法：水煎服，每日2次。 主治：慢性腰痛
方10	组成：精羊肉250克，大蒜50克，油适量。 制法：羊肉洗净切片，大蒜去皮洗净。锅内入适量油，待油烧至七分热时，放入羊肉片，煸炒至五成熟后加适量水，放入大蒜煮片刻，加黄酒、精盐、生姜、味精等。 主治：中老年腰痛、肾阳虚衰、精血不足
方11	组成：大蒜、补骨脂、杜仲各等份。 制法：将大蒜捣泥，杜仲、补骨脂研细末，以大蒜泥加适量水调药末为丸，每丸约5克，温开水送服，每次服1丸，每日3次。 主治：老年人肾虚腰痛，头晕耳鸣，尿有余沥

霜降过后逐日凉，养好脏气方长寿

养心气——慢养心

中医专家介绍，五脏之气中，心气是最重要的。心气维持着心脏功能的正常，让脉象和缓有力，节律调匀，面色红润光泽。所以，想要养心气，"慢下来"才最重要。

图解百姓天天养生丛书

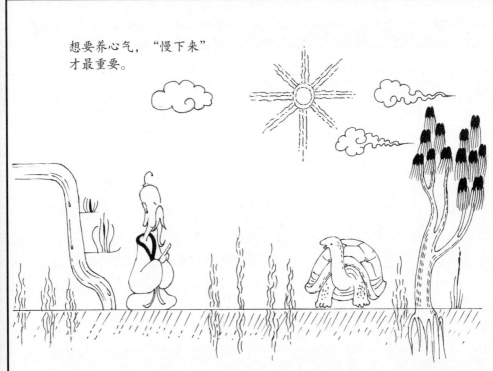

想要养心气，"慢下来"才最重要。

《黄帝内经》记载，人体经脉之气一昼夜内运行50次，每运行一次气息共270息（一呼一吸为1息），所以算下来，人平均一呼一吸所需要的时间约为6.4秒。

由于现代人生活节奏加快，人们一呼一吸平均只有3.33秒，时间缩短了近一半。过快的呼吸不利于养心气，因此要学会慢养生、慢养心。

心脏，生命的蜡烛。

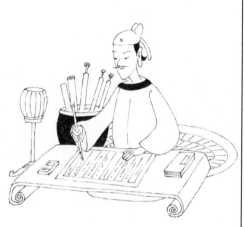

上班时，可以追求高效率，但下班后就要学会把节奏慢下来，出去散散步。

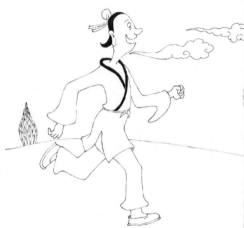

要注意保持充足的睡眠，有利于人体的全面放松和工作效率的提高。生活要有张有弛，动静结合。

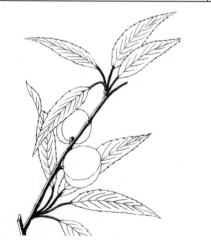

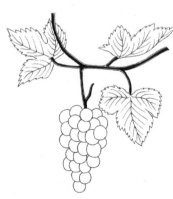

除了起居"放慢"以外，在饮食上，应该多吃红葡萄、红心桃子等水果，有助于心气和心阴的补养。平时可以适当按摩内关、心俞、神门等穴位，对养心气也有好处。

养脾气——单举手臂

脾位于中焦，在膈之下。其主要功能是主运化、升清和统摄血液，为营养物质的供应站，而人体生命活动的持续和气血津液的生成都有赖于脾胃运化的水谷精微，所以，脾胃被称为气血生化之源，为后天之本。

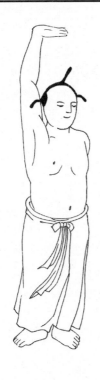

操作方法：自然站立，两膝微微弯曲，两手捧在小腹前，掌心向上；然后左手翻掌经过胸前往上举，右手翻掌向右胯旁下按，两掌一上一下撑开，同时两腿站直，把整个身体拉伸开；略停两秒后，两手原路返回，重新合于小腹前，全身放松；然后换为单举右手，重复30次。

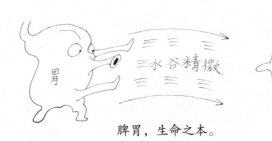

脾胃，生命之本。

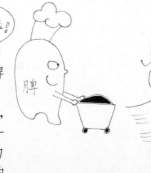

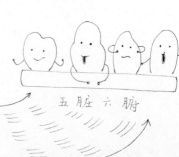

脾胃是后天之本，脾是五脏之一，性质属阴，胃是六腑之一，性质为阳，脾与胃一空一实，一阴一阳，脾胃互为表里，通力合作，一起滋养着身体的五脏六腑。

养肝气——闭目养神

　　肝气宜保持柔和与舒畅，才能维持其正常的生理功能。中医典籍《灵枢·脉度》记载："肝气通于目，肝和则目能辨五色矣。"因此，养肝气和眼睛有关。

　　调养方法：眼皮就好比肝脏工作和休息的开关，人只要闭上眼或者一睡着，肝脏就开始休整，发挥其藏血之功。

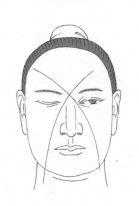

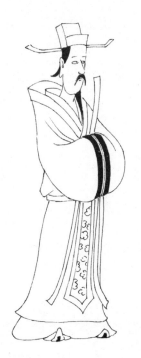

肝脏，人体将军也。

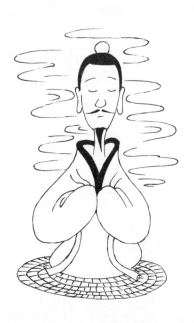

　　因此，传统养生非常强调闭眼养肝，不管是闭目养神、日间小憩还是夜间按时睡眠，都是很好的养肝气方法。

养肺气——展肩扩胸

肺是所有脏器中最娇嫩的，调养以宣散为主。肺气不足会引起咳嗽、水肿、便秘等不适症状，有些人弱不禁风，容易感冒，就是肺气不足。

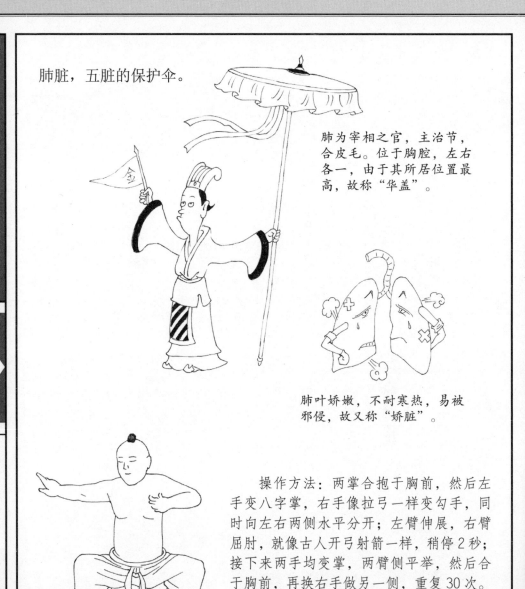

肺脏，五脏的保护伞。

肺为宰相之官，主治节，合皮毛。位于胸腔，左右各一，由于其所居位置最高，故称"华盖"。

肺叶娇嫩，不耐寒热，易被邪侵，故又称"娇脏"。

操作方法：两掌合抱于胸前，然后左手变八字掌，右手像拉弓一样变勾手，同时向左右两侧水平分开；左臂伸展，右臂屈肘，就像古人开弓射箭一样，稍停2秒；接下来两手均变掌，两臂侧平举，然后合于胸前，再换右手做另一侧，重复30次。

模仿拉弓射箭的动作可引动肺经，宣散肺之浊气，增强肺的生理功能。

养肾气——勤踮足尖

肾气指的是肾脏的功能活动，肾气不足时，会出现腰膝酸软、颈背部酸痛、头发干枯发白、黑眼圈等。很多上了年纪的人，肾气不足的时候容易精神萎靡，老是睡不醒。

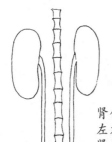

肾位于腰部，脊柱两旁，左右各一，故有"腰者，肾之府"之称。由于肾有"先天之精"，为脏腑阴阳之本，生命之源，故称其为"先天之本"。

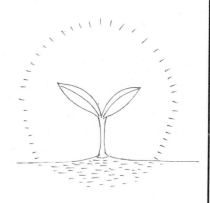

肾脏，生命的发动机。

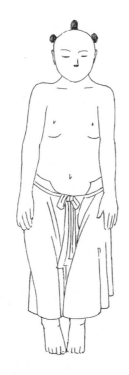

从经络的循行来看，足三阴经（即脾经、肝经和肾经）都经过足内侧，踮起脚尖可疏通足三阴经、驭气上行，从而改善肾功能。

操作方法：勤踮足尖。

在传统健身运动八段锦中，"背后七颠百病消"一式就强调了踮足尖的益处。

人参地节茶

材料： 人参、百合、地节、蒲公英、苦荞。

制法： 将上物泡水代茶饮。

功效： 养心安神，促睡眠，益健康。

人参，百草之王，含有人参皂苷，能强心气、补肺气。

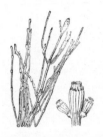

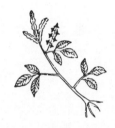

百合，具有养阴润肺，清心安神的功效。

地节，始见《神农本草经》，列上品，能保护心脏、延缓衰老。

苦荞，清热降火、降压、改善微循环。

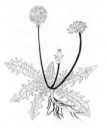

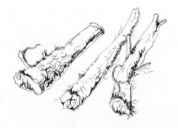

蒲公英，入肝经，擅长降肝火。

玉兰根，可清肝利胆，加速细胞修复速度，促进肝排毒，预防肝损伤。

蒲公英玉兰根茶

材料： 蒲公英根、玉兰根。

制法： 上物按照 1:1 比例，泡水喝。

功效： 保护肝脏健康。

硕参苦荞茶

材料：硕参根、蒲公英根、黑苦荞。
制法：将上物做成茶包，每日泡水喝。
功效：有助于脾胃健康，促进身体健康。

硕参根，富含菊粉，是一种天然的水溶性膳食纤维，能增强胃肠道蠕动。

龙须玉竹茶

材料：龙须，蒲公英根，玉竹，玫瑰花。
制法：上物做成茶包，泡水代茶饮。
功效：促进肾脏排毒，有利于保护肾脏健康。

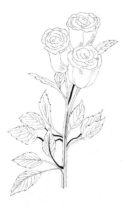

玫瑰花，中和调节之用。

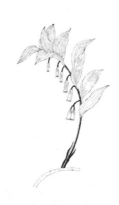

玉竹，除烦闷，止消渴，润心肺，补五劳七伤虚损，腰足疼痛。

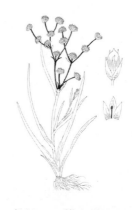

龙须，入肾、膀胱经，具有利尿、利胆等作用，可改善肾炎水肿，促进肾脏排毒。

敲打肝经勤锻炼，将老寒腿拒之门外

霜降时分，树叶枯黄，多有在秋风中飘零之景，而黄河流域已出现白霜，千里沃野上，一片银色冰晶熠熠闪光。其实，秋风不仅吹黄了树叶，吹来了冰霜，也带来了一些风寒导致的老病根，老寒腿就是明显的例子。

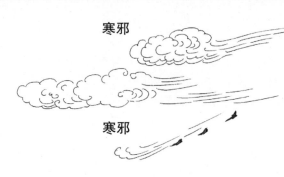

寒邪

寒邪

寒为冬季主气。在气温较低的冬季，或由于气温骤降，人体注意防寒保暖不够，则常易被寒邪入侵。

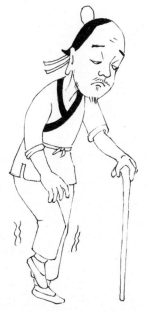

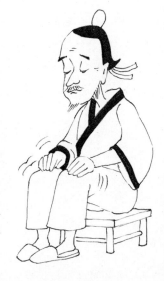

老寒腿是一种腿部（多为膝关节）产生酸麻疼痛的病症。当遇到寒冷刺激时，血管收缩，血液循环变差，往往使疼痛加重，给患者带来极大痛苦。

《素问·举痛论》所说："寒气入经而稽迟，泣而不行，客于脉外则血少，客于脉中则气不通，故卒然而痛。"这里的稽迟、泣而不行、不通，乃是经脉气血为寒邪所凝闭阻滞之故。气血阻滞不通，不通则痛，所以寒邪伤人多见疼痛症状。

花椒水泡足

花椒有杀菌消毒，止痛，止痒，消肿等功效。用花椒水泡脚可以使全身经络疏通，血脉流畅，促进身体新陈代谢。同时，还有驱寒除湿的作用，对风湿性关节炎、关节疼痛都有一定的治疗作用，还能缓解疲劳，提高睡眠质量。

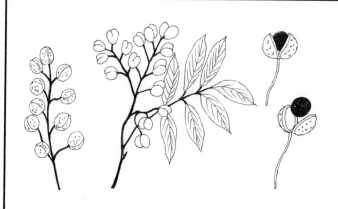

花椒性辛温，能除五脏六腑之寒，且能通血脉、调关节。

先抓一把花椒加入适量水煎，待药物充分融入水中时倒入盆中，先熏双足，等水温降到能下足时用来泡足。在这个过程中可以不断加入热的花椒水，水以盖过足踝为好，泡上半小时，以全身微微冒汗为宜。

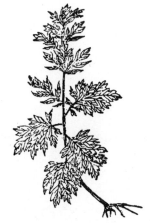

除花椒外，还可以在水里加上艾叶。热水加热性药物，祛寒效果更好。

敲打、推揉肝经

敲打、推揉肝经可以刺激肝脏，促进肝脏排毒，起到畅通肝经、疏通肝气的效果。

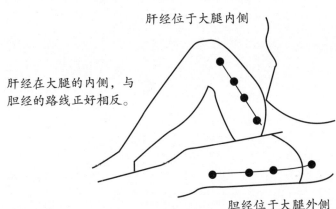

肝经位于大腿内侧

肝经在大腿的内侧，与胆经的路线正好相反。

胆经位于大腿外侧

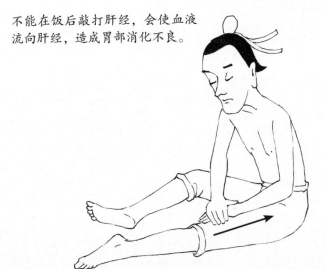

不能在饭后敲打肝经，会使血液流向肝经，造成胃部消化不良。

敲打：从腿根开始，沿着肝经用掌侧敲打，每秒大约2下，每次10分钟。敲打动作要保持速度均匀，力度适中。而且要持久坚持。

推揉：每天睡觉前把双腿弯曲打开，先从左腿开始，双手相叠按在大腿的根部，稍用力向前推向膝盖，反复敲打、推揉腿部几十遍。

锻炼腰膝运动

　　晚上临睡前，反复做以下动作，可使腰、膝得到锻炼，对肾有益。

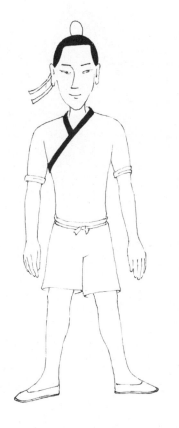

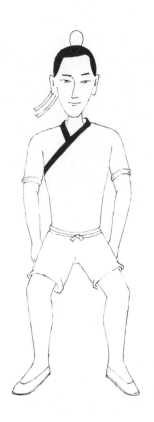

　　1.呈站姿，双腿分开略小于肩宽，双足呈外八字打开，双臂放在身体两侧。

　　2.屈膝下蹲，直至蹲不下去，让大腿肌肉呈紧张状并保持不动。吸气，5～10秒后慢慢起身，恢复站立姿势并吐气。重复做5次。

通过对肝经的穴位进行按摩，可以疏通肝经的气血，气血充足了，才能有效滋养人的身体，从而有效改善视线模糊，白睛发黄，口干口苦，偏头痛等症，也能协调人的情志，精气神。

期门：是人体十分重要的一个穴位，十二经气血运行，肺经的云门穴主开，期门主关，因此早上刺激云门，晚上刺激期门，可调节全身气血运行不畅。

章门：章门是肝经，胆经的合穴，又是脾经募穴，主要用于改善脾胃失调引起的情志抑郁，不思饮食，食难消化等症。

太冲穴：太冲是肝经的原穴，有疏肝解郁，平肝熄风，调和经血的作用，凡太冲穴处感觉有酸痛，或有结节时，一定是有血压不稳或周身痹痛症状，疏通太冲，对降血压有很好的疗效。

大敦穴：大敦是肝经的井穴，肝主藏血，若情志抑郁，久积化火，血液妄行会导致各种出血疾病，可配合隐白治疗出血证。

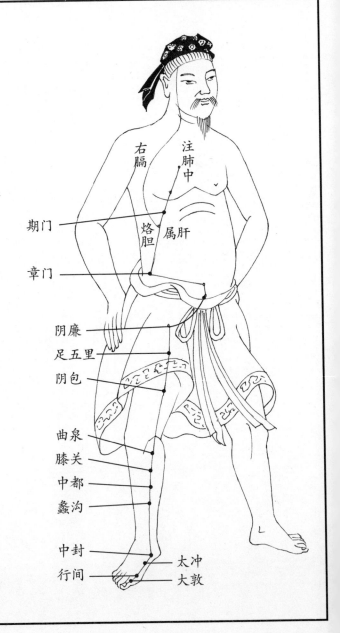

注肺中

右膈

期门

烙胆　属肝

章门

阴廉

足五里

阴包

曲泉

膝关

中都

蠡沟

中封

行间

太冲

大敦

霜降食补及药补

民间有谚语"一年补透透，不如补霜降"，足见这个节气对我们调养身体的重要性，尤其是调整脾胃的最佳时节。

五味百肉

材料： 猪后臀肉 500 克，熟芝麻面、花椒面、葱末、姜末、蒜泥、辣椒油、酱油、白糖、醋各适量。

制法： 将猪肉洗净，入沸水锅煮至熟，捞出沥干，待凉后切成薄片备用。将辣椒油、酱油、白糖、醋、熟芝麻面、花椒面、葱末、姜末、蒜泥搅拌均匀制成调味汁，食用时浇在肉片上即可。

功效： 滋阴润燥，补气补虚。

素炒三丝

材料： 干冬菇 75 克，青椒 2 个，胡萝卜 1 根。植物油、白糖、料酒、味精、盐、水淀粉、鲜汤、香油各适量。

制法： 将冬菇水发洗净，挤干水分，切成细丝；胡萝卜、青椒洗净切丝。热锅入油适量，将三丝入锅煸炒后，放料酒、白糖煸炒，然后加鲜汤、盐，待汤浇沸后加味精，用水淀粉勾芡，淋上香油即可。

功效： 健脾，化滞，润燥。

金芪花茶

材料： 黄芪 5 克，金银花、茉莉花茶各 3 克。
制法： 用 200 毫升开水冲泡 5～10 分钟即可，冲饮至茶味变淡为止。
功效： 清热泻火。

连翘玉茶

材料： 连翘 10 克，玉竹 3 克，绿茶 5 克。
制法： 用 200 毫升开水冲泡 5～10 分钟即可，冲饮至茶味变淡为止。
功效： 清热解毒，消肿散节，消炎抗菌。

食疗方	制法用法
银耳白果粥	材料：香糯米150克，银耳20克，白果50克，枸杞、精盐少许。 制法：将银耳洗净，用冷水浸泡去根，撕成小朵，白果用热水烫过切成两半。文火熬煮成粥后，再放入银耳和白果，煮开即成。 功效：养阴润燥、益肺止咳。适合秋季保健及慢性支气管炎、干咳少痰的人群食用
红枣花生山药粥	材料：红枣10枚，花生45克，山药1段，大米100克。 制法：山药洗净去皮切块，花生、红枣洗净。加水适量，先把山药、花生、红枣煮开，然后把大米放进去，用勺子搅拌一下，防止粘锅。煮10分钟即可。 功效：红枣具有补气血、健脾胃的作用；花生连红衣一起食用不仅健脾和胃、滋养调气，还可以补血；山药补脾养胃、补中益气。本粥养脾补血，滋养容颜
黑豆柿饼粥	组成：黑皮青豆25克，大黑枣5个，柿饼1个，糯米30克。 制法：黑皮青豆慢火烧至黑皮裂开，黑枣去核，柿饼切片，糯米洗净。先将黑豆、黑枣、柿饼同放入锅内，加适量清水，慢火煎30分钟，然后加入糯米煲粥。粥成后便可食用。 功效：此粥可补脾、益肺。治肺虚久咳

　　霜降节开始，气候逐渐寒冷，秋补宜适当多吃些猪肉、羊肉和兔肉。而且霜降前后外邪是寒邪与燥邪的混合体，燥邪仍会损伤津液。所以，一方面要养阴生津，减少燥邪对肺的损伤，另一方面要适度平补，以抵御寒邪。

霜降补阳大法
负日之暄

　　深秋的上午，阳光很足，很温暖。大家不妨晒晒太阳、散散步，就是这个节气养生进补的最好功课。

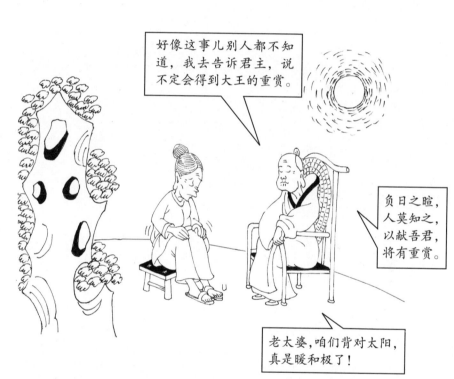

　　《列子·杨朱篇》中有这样一个故事，说一个宋国的老翁，经常穿乱麻破絮，觉得在冬天的太阳底下晒背是件无比的乐事。于是，便和妻子商量要把这个绝妙的主意献给大王，心想一定会得到大王的重赏。

　　《增广贤文》中记载："莫将容易得，便作等闲看。"自然赋予了人类通过晒太阳而更健康、更快乐的天赋，我们应该好好善用它。更何况，在如车轮般飞速前行的生活中，如果能舍得放下手里的千头万绪，偷闲傻傻地晒晒太阳，也算是秋末初冬里的一件乐事。

补充阳气宜晒四部位

晒头顶，补阳气。"头为诸阳之首"，也就是所有阳气汇聚的地方，凡五脏精华之血、六腑清阳之气，皆汇于头部。

晒后背，调气血。人体腹为阴，背为阳。人体的督脉、足太阳膀胱经（分布有五脏六腑的背俞穴）均分布在后背。

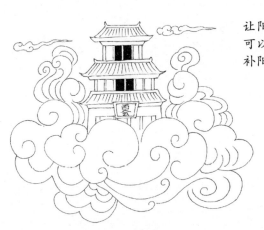

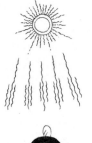

让阳光洒满头顶，可以通畅百脉、调补阳气。

百会穴位于头顶正中（过两耳直上连线中点），是百脉所会之处。晒太阳时，一定要让阳光晒过头顶，而且最好能晒到正午（上午11点到下午1点之间）的阳光，这时的日光阳气最充足。

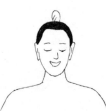

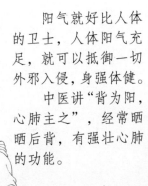

背部的诸多穴位经络，尤其是最重要的督脉（位于后背正中线上），也能受到阳光的濡养，使通体调畅。

阳气就好比人体的卫士，人体阳气充足，就可以抵御一切外邪入侵，身强体健。

中医讲"背为阳，心肺主之"，经常晒晒后背，有强壮心肺的功能。

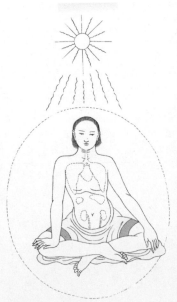

晒腿足，祛寒气。俗话说："寒从足下起。"阳虚体质的人一年到头腿足都是冷冰冰的。这种情况最应该晒晒腿足。

晒手心，促睡眠。调气血。晒太阳时，有一个地方可能很少顾及，那就是我们的手心。而手心恰恰有一个很重要的穴位——劳宫穴（自然握拳，中指尖下所指）。

阳光可以带走腿足的寒气，还能加速钙质吸收，帮助预防骨质疏松。秋日给腿足晒足阳光，可以储存能量，到冬天帮助抵御寒冷，护卫正气。

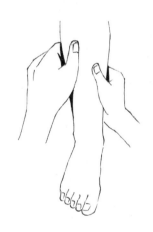

此外，小腿的足三里穴是人体非常重要的保健穴，平时经常按揉和针灸可以强壮身体、调理脾胃。让足三里穴接受阳光沐浴，也有很好的保健作用。

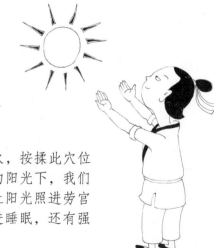

劳宫穴为心包经腧穴，五行属火，按揉此穴位有清心火，安心神的作用。在和煦的阳光下，我们不妨把双手摊开，手心朝向太阳，让阳光照进劳宫穴，可以释放压力，舒缓疲劳，促进睡眠，还有强心益气的作用。

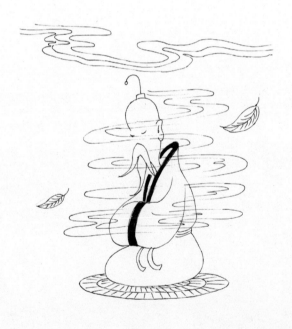

第四章

借鉴古贤好养生

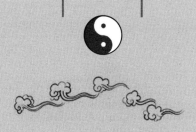

中医健康养生三字经

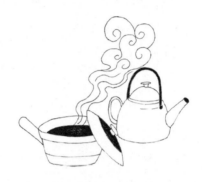

冠心病，吃银杏。吃鲜橙，防卒中。

吃西柚，防血稠。吃洋葱，脑路通。

吃大蒜，降血脂。蘑菇餐，防血栓。

吃鲜姜，血脂康。木耳菜，降脂快。

菊花茶，降血压。吃辣椒，消脂肪。

乌龙茶，减肥佳。吃土豆，身材秀。

气血虚，吃荔枝。葡萄甜，补血源。

要润肤，樱桃补。常吃枣，不显老。

燕麦汤，皮肤光。食蜂蜜，皮肤细。

萝卜汤，治胃胀。红薯蒸，大便通。

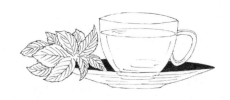

洋葱好，防流脑。枇杷果，治咳嗽。

银耳烩，能清肺。椰子果，清肝火。

吃苦瓜，胃火下。柿子霜，治舌疮。

吃芝麻，养头发。要安神，吃枣仁。

吃杧果，呕吐止。吃胡椒，祛风湿。

吃山药，益补脾。吃百合，益补肺。

要健脑，吃核桃。吃苹果，益补肾。

吃葡萄，补肝肾。吃鲜桃，益五脏。

清晨起，莫慌忙，伸伸懒腰再起床。

床边坐，别着急，半分钟后再站起。

药王孙思邈养生十三法

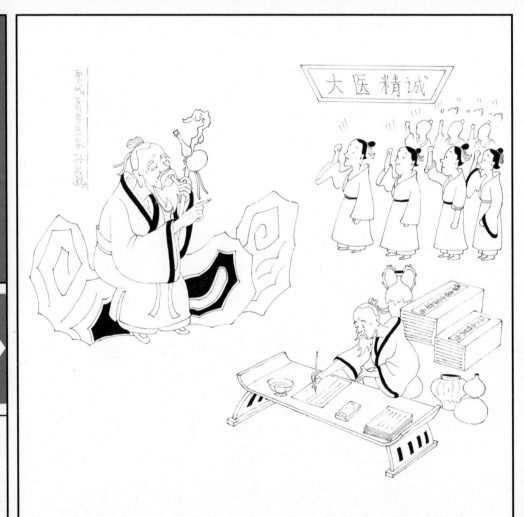

　　药王孙思邈在西魏时代出生，相传活到141岁才仙逝，其长寿心得必有过人之处。但事实上幼时的孙思邈体弱多病，所以才因病学医，总结了唐代以前的临床经验和医学理论，编成两部医学巨著———《千金药方》和《千金翼方》。孙思邈的养生之法相信会对您有所裨益。

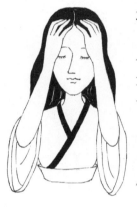

发常梳

方法: 将手掌互搓 36 下，令掌心发热，然后由前额开始扫上去，经后脑扫回颈部。早晚各做 10 次。

作用: 头部有很多重要的穴位，经常"梳发"，可以防止头痛、耳鸣、白发和脱发。

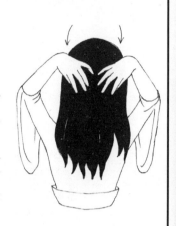

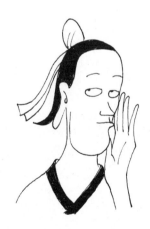

目常运

方法: 合眼，然后用力睁开眼，眼珠打圈，望向左、上、右、下四方；再合眼，用力睁开眼，眼珠打圈，望向右、上、左、下四方。重复 3 次。然后将掌心搓热（约搓 36 下），敷于眼部。

作用: 有助于眼睛保健，纠正近视和弱视。

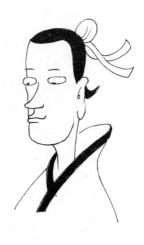

齿常叩

方法：口微微合上，上下排牙齿互叩，无须太用力，但牙齿互叩时须发出声响，慢慢叩 36 下。

作用：通上下颚经络，保持头脑清醒，加强肠胃吸收，防止蛀牙和牙骨退化。

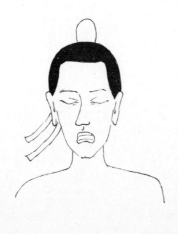

漱玉津

方法：口微微合上，将舌头伸出牙齿外，由上面开始，向左慢慢转动 12 圈，然后将口水咽下去。之后再由上面开始，呈反方向转动 12 圈。吞咽口水时，尽量想象将口水带到下丹田。

作用：口水含有大量酵素，能调和荷尔蒙分泌，常做此动作，可强健肠胃，延年益寿。

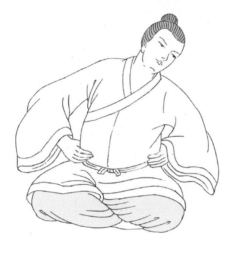

头常摇

方法: 双手叉腰, 闭目, 垂头, 缓缓向右扭动, 直至恢复原位为一次, 做 6 次, 反方向重复。

作用: 常做可使头脑灵活, 防止颈椎增生。注意在做时动作要缓慢, 以免导致头晕。

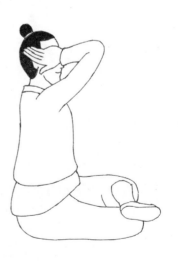

耳常鼓

方法: 手掌掩双耳, 用力向内压, 放手, 应该有"噗"的一声。重复做 10 下; 双手掩耳, 将耳朵反折, 双手示指扣住中指, 以示指用力弹后脑风池穴 10 下。

作用: 每天临睡前做, 可增强记忆和听觉功能。

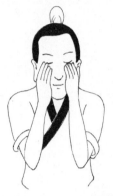

面常洗

方法：搓手36下，暖手以后上下扫面。然后双手轻轻用力同时向外抚摸。

作用：常做此动作，可令脸色红润有光泽，减少皱纹。

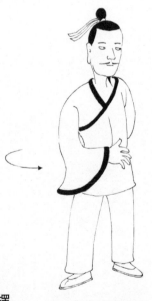
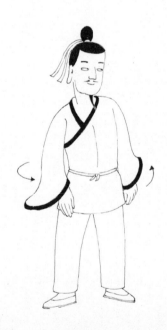

腰常摆

方法：身体和双手有韵律地摆动。当身体扭向左时，右手在前，左手在后，在前的右手轻轻拍打小腹，在后的左手轻轻拍打"命门"穴位，反方向重复。最少做50下，做够100下更好。

作用：可强化肠胃、固肾气、防止消化不良、胃痛、腰痛。

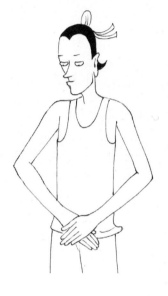

腹常揉

方法：搓手 36 下，手暖后两手交叉，围绕肚脐顺时针方向揉。揉的范围由小到大，做 36 下。

作用：可助消化、吸收、消除腹部鼓胀。

足常搓

方法：先用右手擦左足，左手擦右足。由足跟向上至足趾，再向下擦回足跟为一下。共做 36 下。再由两手大拇指轮流按摩足心涌泉穴，共做 100 下。

作用：常做此动作，可防治失眠、降血压、消除头痛。

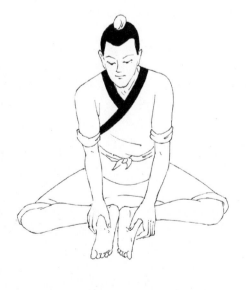

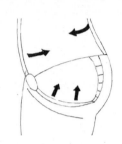
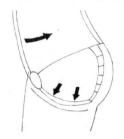

正确做法：吸气提肛　　错误做法：吸气提肛

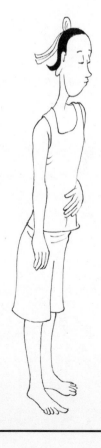

摄谷道（即提肛）

　　方法：吸气时提肛，即将肛门的肌肉收紧。闭气，维持数秒，直至不能忍受，然后呼气放松。这动作无论何时都可练习。最好每天早晚各做 20~30 下。

　　作用：在做提肛运动过程中，肌肉的间接性收缩起到"泵"的作用，改善盆腔的血液循环，缓解肛门括约肌，增强其收缩能力。

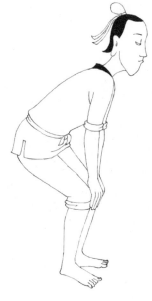

膝常扭

　　方法：双足并排，膝部紧贴，
人微微下蹲，双手按膝，向左右
扭动，各做 20 下。
　　作用：强化膝头关节。

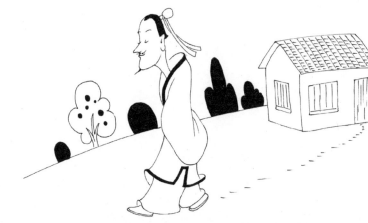

常散步

　　方法：饭后轻松散散步。散步时心无杂念，尽情欣赏沿途景色。
　　作用：加强血液循环、胃肠蠕动功能。另外可增强人体代谢功能，
使血流通畅，进而减少患动脉硬化的可能性。

从古诗词中，学习古人的养生之道

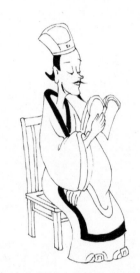

诗歌能言志、怡情，亦能养生！

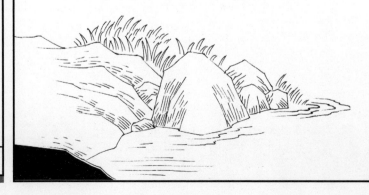

步出夏门行·龟虽寿

神龟虽寿，犹有竟时；腾蛇乘雾，终为土灰。

老骥伏枥，志在千里；烈士暮年，壮心不已。

盈缩之期，不但在天；养怡之福，可得永年。

幸甚至哉！歌以咏志。

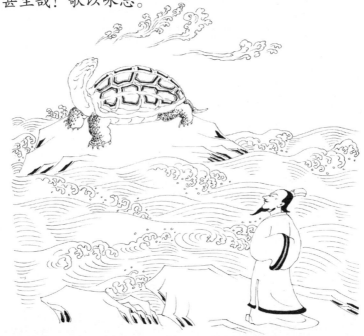

　　魏武帝曹操热心于研究炼气养性之理，以求健康长寿。在他的诗中，最精彩的一篇当推《步出夏门行·龟虽寿》。诗中以长寿动物神龟为例，说明生老病死的规律，同时也是一曲养生之道的千古绝唱，是曹操留给后世养生长寿的渡人金针。

饮酒

结庐在人境，而无车马喧。

问君何能尔？心远地自偏。

采菊东篱下，悠然见南山。

山气日夕佳，飞鸟相与还。

此中有真意，欲辨已忘言。

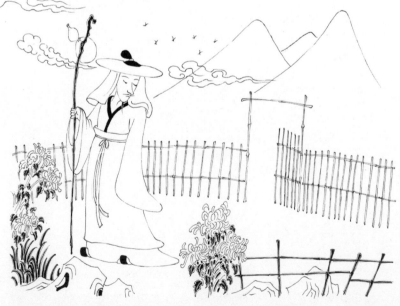

善于养神，是重要的修身养性之道，也是延年益寿的良方。东晋名士陶渊明《饮酒》诗，是一首典型的养生诗，境与意会，物与心融，真是妙不可言！

江村

清江一曲抱村流，长夏江村事事幽。

自去自来堂上燕，相亲相近水中鸥。

老妻画纸为棋局，稚子敲针作钓钩。

但有故人供禄米，微躯此外更何求？

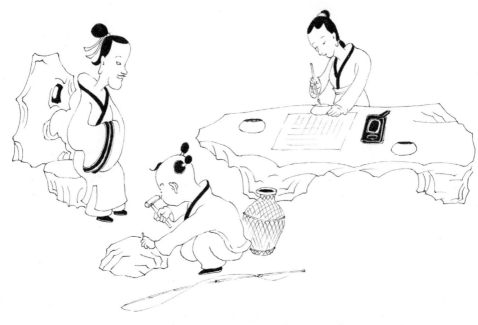

　　家和万事兴，家中人和，是人生幸福之泉。"诗圣"杜甫在安史之乱的年月里，颠沛流离，备受艰辛，体衰神伤。所幸的是，他家中有老伴体贴，小儿亲昵。温馨的家庭生活给了诗人至纯至厚的情，至深至广的爱，才使他晚年过得安闲自在一些。

负冬日

杲杲冬日出，照我屋南隅。

负暄闭目坐，和气生肌肤。

初似饮醇醪，又如蛰者苏。

外融百骸畅，中适一念无。

旷然忘所在，心与虚空俱。

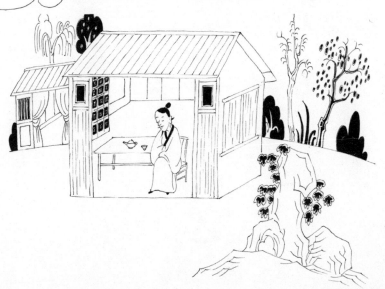

　　唐代诗人白居易，在诗作中有不少是抒写养生方法的。他的"养生方法"之一就是勤练气功。从他的《负冬日》诗中即可看出，白居易不但爱好气功，而且已修炼到很高的层次。他练功时"外融百骸畅，中适一念无"。

春日偶成

云淡风轻近午天，傍花随柳过前川。

时人不识余心乐，将谓偷闲学少年。

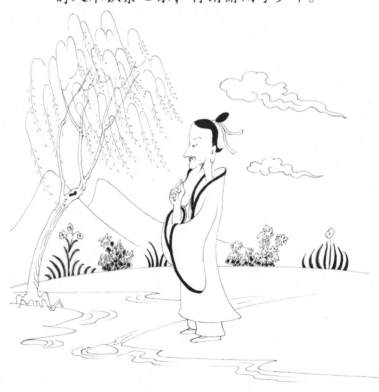

　　健身需健心，心乐才有身乐，乐观旷达，内心欢乐，才能健身强体。怎样才能"心乐"呢？北宋名家程颢的一首诗，给人一个深刻的启示：他认为人的一生，即便老了，生活也应当和少年人一样丰富多彩，以愉悦身心，欢度晚年。

苏沈良方

羽虫见月争翻翻，我亦散发虚明轩。

千梳冷快肌骨醒，见露气人霜逢根。

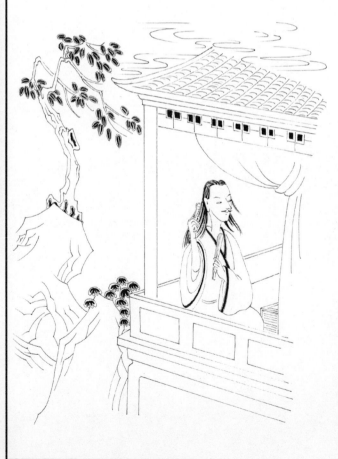

宋代文学家苏东坡一生仕途坎坷，很不得志，但他却处世达观，淡泊名利，晚年除寄情山水外，还潜心研究医药，收集民间验方，编成《苏沈良方》以济世救人。他在一首养生健身诗中是这样写的：在皎洁的月光下，他在空旷的轩阁之中梳发健身。他还经常练习气功，"云散月明谁点缀，天容海色本澄清"便是他练习气功时清朗精神境界的写照。

食粥诗

世人个个学长年，不悟长年在目前。

我得宛丘平易法，只将食粥致神仙。

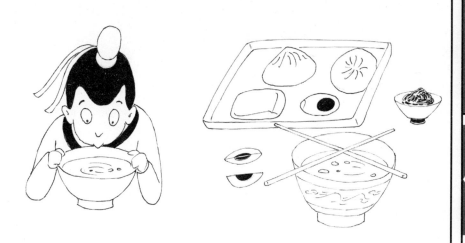

南宋大诗人陆游，一生共走过了 85 个春秋。他诗中蕴含的独特养生之道，可以使我们参悟到这位诗人的长寿秘诀，对现代人提高健康素养无疑具有现实的借鉴意义。

陆游钟情食养，清淡为主。在诸多食疗方法中，陆游似乎对食粥有所偏好。他认为丰盛的饮食会加重肠胃的负担，粗茶淡饭为宜。粥系流质食物，老幼皆宜，味美香糯，营养丰富，易为人体消化吸收。如果在粥中加入相应的食品或食物，如莲心、薏苡仁、花生米、羊肉、西洋参、胡萝卜等，还有防治疾病、祛病延年的功用。

养生自娱诗

买条黄牛可耕田，结间茅屋傍林泉。

因思老去无多日，且向山中过几年。

为吏为官皆是梦，能诗能酒总神仙。

世间万事皆增价，老了文章不值钱。

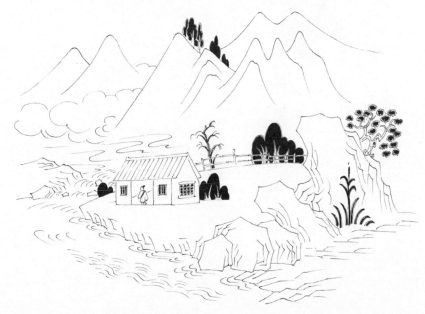

明代开国功臣，辅佐朱元璋打天下的军师刘伯温作过一首养生自娱诗，诗中表明：刘伯温刚满 60 岁，即看透世事，归隐山林，给自己身心一派绿水青山，实现了返璞归真，颐养天年，去过那"能诗能酒总神仙"的无拘无束轻松愉快逍遥自在的日子。

摄养诗

惜气存精更养神，少思寡欲勿劳心。

食惟半饱无兼味，酒止三分莫过频。

每把戏言多取笑，常含乐意莫生嗔。

炎凉变诈都休问，任我逍遥过百春。

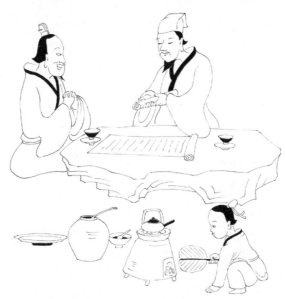

　　明代名医龚廷贤活到92岁，他写的《摄养诗》，是根据多年从医治病，保健养生的实践，归纳出的一套有关"吃喝玩乐"的科学规律。这首诗告诉人们，别轻视"吃喝玩乐"，这四个字是每个人终其一生都在做的"大文章"，只不过岁月给每个人判的分数不同罢了。"吃喝玩乐"不是人生目的，而是保证身心健康的手段。

好了歌

世人都晓神仙好，惟有功名忘不了！
古今将相在何方？荒冢一堆草没了。
世人都晓神仙好，只有金银忘不了！
终朝只恨聚无多，及到多时眼闭了。
世人都晓神仙好，只有娇妻忘不了！
君生日日说恩爱，君死又随人去了。
世人都晓神仙好，只有儿孙忘不了！
痴心父母古来多，孝顺儿孙谁见了？

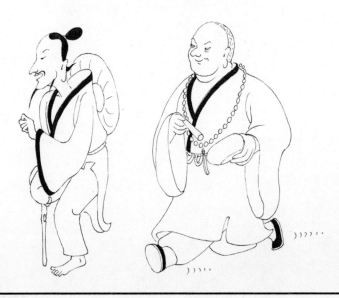